腸胃調整好，百病不上身

腸胃是判斷健康的重要指標，
你的身體一有「風吹草動」，腸胃都知道！

北京市中醫藥研究所主任醫師
李博——著
中醫師公會全國聯合會名譽理事長
陳旺全——審定

方舟文化

審定推薦序

未病先防，顧好腸胃是健康之道

營養能決定一個人成長與發展的良窳，而人體能否有效吸收優質養分，進而轉化為細胞與器官所需的重要元素，關鍵便是「**腸胃功能**」是否良好；現代工商社會競爭激烈，上班族為了事業必須日夜打拚，經常無法規律飲食與正常作息，而莘莘學子們為了應付課業學習與考試壓力，時常有熬夜、焦慮、緊張等不利於胃腸健康的風險因子產生，加上人類對自然環境的破壞，造成空氣、土壤、水質等污染，我們的胃腸健康也受到連動性的影響，如果長期忽視，未能給予及時地改善調養，一旦出現腸胃警報，立即就會感受到痛楚，甚至威脅生命，不可不慎。

腸胃道擁有自主的神經系統，猶如一個獨立運作的大腦，醫界常以「**第二個大腦**」予以稱呼，足見腸胃對於人體運作的重要性；另外，大多數的免疫細胞都生存在腸道之中，因此只要腸道健康，人體的免疫能力就能處於絕佳狀態，可以消滅多數的致病微生物與病菌；此外，腸道還能編碼大量信息，並透過神經傳導及血液循環等方式，進一步與大腦進行協調聯繫，從而影響我們的情緒變化與思辨能力。簡言之，如果腸胃不好的人，他的情緒容易陷入低落、煩躁且憂鬱，且對事物的理解、記憶乃至判斷能力等，也會不佳，其影響層面不光是學業、事業、家庭與人際關係，更會導致生活品質的滑落，長此以往，還容易因為無法攝取充足的營養，使得其他臟腑受損，萬不可掉以輕心。

當前人類醫學難以處理的自閉症、過動症、失智症等大腦疾病，從中醫的角度觀察，其改善之道也與胃腸脫離不了關係，以自閉症為例，相關研究顯示，多數自閉症兒童有腸胃問題，如果無法有效改善，就會因此干擾大腦在處理社交的功能區塊，中醫對此除了施以中藥調理腸道脾胃外，尚會搭配針灸治療，確實讓不少病友獲得明顯進步。這樣的醫療理論，同樣也適用在過動症、失智症等大腦問題的改善上，因為腸胃好壞與大腦運作具有共伴關係，只要能有效治療腸胃問題，就能讓病症獲得相當程度的改善，對於個別家庭與整體社會，都是莫大的幫助。

友人陳博醫師是腸胃領域的權威，其以精湛的醫術、博洽的學問，造福無數的民眾與家庭，並曾獲得大陸優秀中醫臨床人才的殊榮，如今再次將其行醫多年的臨床薈萃，洗鍊成親民的文字，立言出版《腸胃調整好，百病不上身》乙書，定能協助更多民眾發現胃腸異狀，以及了解如何透過正確的保健觀念，讓胃腸更加健康；觀諸陳博主任過去出版的《胃靠養、腸靠清》寶書，即已名聲遠播，廣受各界肯定，對中醫的發展、百姓的健康，扮演舉足輕重的關鍵角色，此次在各界的殷切期盼下，又有傑出作品問世，絕對是民眾的佳音！

「預防醫學」是中醫的核心觀念之一，我們不能等到身體出現狀況，才著急得四處求醫，平時就要懂得養生保健之道，並落實於日常生活之中，再搭配定期至中醫院所調養身體，定能讓健康保持在最佳狀態，亦無懼外來病菌的威脅。旺全謹此感謝陳博醫師發揚中醫的仁心仁術，於百忙之中撥冗編寫出鴻文大作——《腸胃調整好，百病不上身》乙書，對世人的健康提升、腸胃保健，具有極高的意義與價值，居功甚偉，值茲寶書付梓前夕，爰鄭重推薦！

義守大學學士後中醫學系講座教授
中醫師公會全國聯合會名譽理事長
陳旺全

第五章 最頭痛的嬰幼兒問題，也有輕鬆治療方法

自序

無論是否瞭解大數據，我們都已經潛移默化地開始運用，並不斷地受到它的影響。如果你在某個購物平臺瀏覽過某個產品，該平臺就會給你推薦更多你所喜歡的產品，這些平臺之所以能猜透你的心，正是因為你瀏覽的痕跡。平臺根據你的瀏覽痕跡，結合你個人資訊，進行加工處理後，就會高機率地推算出你所喜歡的產品，進而推薦更多你喜歡的產品給你，這就是大數據演算法。

我們日常生活中的快遞、影片網站、支付軟體等，每一個都在進行著精準的行銷，從大量的資料中，抓取你所喜歡的，精準推送到你面前。

醫療大數據也不例外。然而，這個因果推斷或者關聯性，卻不一定能夠完全反映醫療的實際，要想獲得比較全面真實的醫療情況資料，需要更多的仔細深入的分析，並進行專業解讀才行。

這就跟你媽媽聽了鄰居說的話，就要給你吃一種東西，用來應對你莫須有的消化不良一樣。也許聽著像笑話，可這就是事實。經常有「媽媽認為我冷」、「媽媽覺得我有病」這種情況，就是家長誤讀了大數據的信息，使得孩子坐在我的門診前，一臉的不樂意。

所以，複雜的疾病要細心地對待，簡單的疾病要簡單對待。對於小朋友的疾病，很多時候，經過判斷後，我都會告訴他們的媽媽，儘管症狀複雜，但實際上處理很簡單，就是採用甫寸[1]兒童健康方案，方案如下。

還給孩子自由，但不是放任自流。更多的時候，把孩子看成一個大人和他交心，比高人一等地管教他，更有利於他的身心健康。曾在網路上看到這樣一句特別溫馨的話，道出了兒童消化不良治療的真諦：「我希望你陪我長大，而不是教我長大。」從孩子的角度出發，才能更好地理解，孩子什麼樣才是健康的，以及孩子真正希望的是什麼事情。

在給孩子自由的時候，要樹立一定的規矩，並嚴格執行。就像我閨女一樣，當她因為其無理要求沒有得到滿足而哭鬧的時候，切記，不能為了滿足她而破壞自己立下的規矩。父母不夠堅定，是導致兒童哭鬧更凶的根本原因，就會導致，不愛吃青菜的孩子越來越不愛吃青菜。挑食不僅導致消化不良，也是便祕的首要原因。所以，他哭任他哭，心平氣和之後再貼心交流。孩子挑食是誰造成的呢？一定是家長妥協導致的。孩子喜歡什麼就吃什麼，可不就挑食了嘛！改變這點至關重要，要讓孩子的飲食均衡起來。

樹立健康的觀念，要以身作則。放下手機帶著孩子去健身，比如可以和孩子一起比賽跳繩，一起去游泳，一同去攀岩，而不是丟給他手機或者 iPad，這樣會讓孩子更好地養成良好的生活習慣和運動健康的理念。

在飲食結構上，要能夠平衡膳食。作為家長要多研究做飯的藝術，讓孩子愛上健康飲食，同時養成良好的生活健康意識，早點兒睡覺，早點兒起床。良好的生活習慣可以讓疾病消失。

最後，我根據多年的經驗，為簡單的疾病制定了簡單的治療方案。

兒童健脾茶

太子參12g 蘇梗10g 山楂10g
麥門冬10g 陳皮10g

一日量煮水，加冰糖適量以水代茶飲，可以健脾開胃，幫助恢復胃功能。

複雜的疾病細心治療。

人世間是很複雜的，無論是人心還是醫療。

從醫學生的成長過程就能看出來。我們信心滿滿地畢業，學會了治療各種疾病的方法，但進入醫院那一天起，就備受打擊。無論對於西醫的生理病理，還是中醫的各個方劑，我們都會由衷地發出感嘆：「學醫三年，自謂天下無不治之症；行醫三年，

1 編註：李博醫師筆名甫寸，故以此命名。

始信世間無可用之方。」原因很簡單，任何人的疾病，不會按照教科書來發展，典型的疾病表現一定是少數的，而且單純得一種疾病的也為數不多。疾病的診斷和治療，就是一種斷案的過程，從現象來追溯原因，並找到解決方法，經驗和證據一個都不能少，還要有在診療中和患者進行交流的本事。所以，掌握實證醫學[2]和主訴醫學[3]，宣導醫病共構的診療，才能抓住治病的關鍵，從而因勢利導。

一、難纏的幽門螺旋桿菌感染

患者朋友陳某找我的時候，已經是他第五次來根除幽門螺旋桿菌失敗了，他痛苦的表情讓我印象深刻，他說：「李大夫，我作了什麼孽，怎麼幽門螺旋桿菌就纏著我不放呢？」我跟他笑笑說：「這是你的命。」確實，這句的意思就是要他學會和疾病和平相處。我仔細研究了他的胃鏡檢查結果和症狀，其實還不算嚴重，可以先不吃藥觀察一段時間。因為如果經常使用抗生素，有可能會破壞整個消化道的菌群，所以讓他靠自身修復是比較好的。隨後，我給他制定了中西醫結合的治療方案。

當然，第一步還是要有基礎治療，注意飲食和運動。西藥治療採用的是四合一療法[4]，是全球通行的方案。我們還增加了一種抗生素——頭孢，同時服用健脾化濕的中醫湯藥——**柴平湯（加減）**。最後還增加了服藥時間，抗生素延長了二十天，湯藥延長至兩個月。

結局還很不錯，幽門螺旋桿菌終於被根除了，陳某很開心，我還是叮囑他，記得保持住。陳某點點頭說：「李大夫放心吧，我已經快把你書中關於幽門螺旋桿菌感染的部分背下來啦！」

二、心臟搭橋術後的消化性潰瘍

黃某是曾經來我們這裡治療腸道疾病的年輕人。他的父親由於長期吸菸飲酒，得病臥床之後，做了心臟搭橋手術。由於黃老爹血脂高，又做了心臟手術，要長期服用阿斯匹靈（Aspirin）以及抗凝血藥物。性格內向的黃老爹，按照醫生的囑咐開始治療，沒想到，半年後，又因為便血住了醫院。原來長期服藥，導致黃老爹出現了消化性潰瘍。

這是醫學經常遇到的兩難境地，服用抗凝血藥會加重胃部的消化性潰瘍；不服用抗凝血藥，就會增加心血管疾病的風險。怎麼辦？

那只有一邊服用不得不服用的抗凝血藥，同時用抑制胃酸的藥物和胃黏膜保護

2 編註：主張臨床決策或醫學教育等皆應根據科學證據進行的一種醫學方式。
3 編註：將患者的主訴運用在臨床、研究上，以幫助痊癒的一種醫學方式。
4 編註：用於根除幽門螺旋桿菌的療法。以治療潰瘍藥搭配兩種以上的抗生素，治療時間為一～二週。

劑，例如奧美拉唑（Omeprazole）、法莫替丁（Famotidine），以及鋁鎂加（Almagate）等。一般情況下，這幾種藥用一種就行，但根據疾病的嚴重程度，有時也可考慮使用兩種。當然，也可以選用**六君子湯**（人參、白朮、茯苓、甘草、陳皮、半夏）進行益氣健脾，保護胃黏膜。

後來，黃老爹經過治療，偶爾還會大便偏黑，但是，病情基本穩定了。

三、乾燥症、痛風與甲狀腺炎後的萎縮性胃炎

我們要好好珍惜當下，如果你覺得生無可戀，建議你跟我出出門診，或者查查病房，最好去急診待一天。到時候你會發現，沒有什麼疾病困擾的話，我們真的很幸福。坐在我前面的沈某真的是比較樂觀了，全身上下這麼多疾病，都沒有把她壓垮，你說她生活習慣不好嗎？不是的，可就是疾病纏身。做過兩次手術，有好幾種自體免疫性疾病，都是中西醫難以對付的。那該怎麼辦呢？

對於她的故事和經歷，我更多的是傾聽，當情況變得很複雜，我們的職責就在於抓住主要病因，用主訴醫學、醫病共構的方法和疾病和平相處，進而實現症狀好轉、延緩疾病的進程。

對於心血管疾病、高血壓、糖尿病等，除了基礎治療，中醫的治療，重點在於健脾養胃。保證吃得好、拉得爽、睡得香，就是最高要旨。中醫認為**「出入廢則神機化**

滅，「升降息則氣立孤危」，新陳代謝一定要好。疾病已經發生，並且沒有辦法根除，只有與疾病握手言和，才能保證身體的正常運轉。

所以，複雜的疾病也可以簡單地治療。

不要妄想改變血管的走勢，不要奢望消除結石或者瘜肉，不要想著改變血液的成分，而是應在和平共處的基礎上，建設好脾胃。

所以，對於沈某的治療，反而要回到不忘初心的方案，那就是最基本的健脾理氣、促進新陳代謝。緩和治療也好，姑息治療也罷，終極目標就是提高患者生活品質，讓患者活得舒服一些。

無論是簡單的疾病，還是複雜的疾病，我們最終的目的，是回到不忘初心上來，醫病共構，讓患者獲得最佳的治療效果和體驗。

——北京中醫醫院消化科主任醫師

李　博

【NOTICE】

文中出現的方劑做為建議僅供參考。使用的藥材大部分都為藥食同源的藥材，安全性高，但不排除少部分可能會引起過敏及不良反應，建議在醫師和藥師的指導下使用。

第一章

你知道嗎？腸胃病將你的生活打亂了

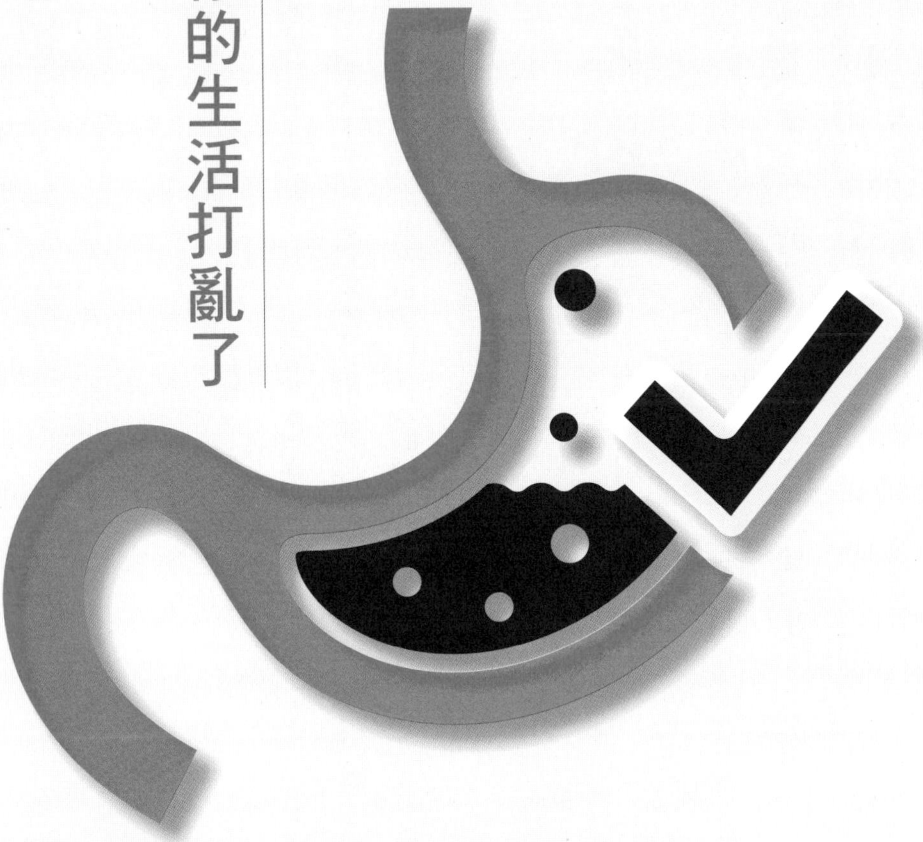

01 口臭可不能全怪嘴巴

在網路上，我們打字如飛，彷彿親密無間、無話不談，可是見面一張口說話，別人避之唯恐不及，就因為我們嘴巴的「口氣」太大，讓對方無法接近我們。這是很多人在社交過程之中會遇到的尷尬瞬間。那麼，到底該如何解決口臭的問題呢？聽我慢慢分析。

面對你的口臭問題

我的門診來了一個小夥子。他的病歷本上面寫得滿滿當當，充分展現了這三年口臭給他帶來的苦惱經歷。

病歷本描述得很細緻，分門別類，字字句句都反映出他已經在這個症狀上陷得很深。口臭就像一個無底的黑洞，不斷地吸吮著小夥子的精髓。經過治療，口臭治好了，好了之後又復發，反反覆覆，這個惱人的狀態如影隨形。

小夥子受到口臭的困擾，已經三年了，口臭逐漸影響到了他的生活。面對這個煩惱，他憂心忡忡，多次在各個醫院進行診療。用他的話說，花錢是小事，嚴重的是內心的煎熬，時好時壞，毫無盡頭……。

密密麻麻的病歷，猶如尖峰時段的交通，擁擠不堪。而眼前的小夥子似乎已經被一條鎖鏈緊緊纏住了脖子，自己不斷地掙扎，卻越來越緊。同時，我的眉頭也像這條鎖鏈，越擰越緊。

這個小夥子長得蠻秀氣，輕聲慢語好像是大姑娘，躲躲藏藏、吞吞吐吐，我覺得和他溝通不能用尋常的語氣，只能將他當女孩子一般對待，將問題一層一層地剝開，然後才有轉圜的餘地。

我拍拍他的肩膀，感覺到他身體的僵硬，似乎有一種潮潮的味道，在空氣中蔓延，應該是緊張出汗的原因。

也不知道是充滿了期待，還是已經絕望，他把所有的情況顛三倒四地說完後，就攤開雙手，一言不發。

從他的病歷紀錄和語無倫次的描述中，我捕捉著診斷和解決口臭問題的方案，同時思考著溝通、交代病情的方法。我把和患者溝通的方法分為兩類：「一瀉千里」和「逆水行舟」。有時候溝通非常順暢，雙方都具有親和力，如尼加拉大瀑布一樣一瀉千里，順流直下；有時候患者的氣場和醫生的氣場不融合，則如逆水行舟、百般困難，這時就要審時度勢，因勢利導。

我說：「像你這麼棒的一個小夥子，還能被這個問題困擾？我問你，有沒有經常運動？」

他說：「每天都在考慮口臭的問題，都沒有鍛鍊。」

我說：「這個可以有。」

他說：「這個真沒有。」[1]

我說：「以後可以有。」

我們倆都笑了，隨後的溝通非常順暢，「一瀉千里」。這是因為我根據年輕人的特點，對患者的狀態進行了判斷，拿捏得特別準，說難不難，說簡單也不一定。如果他沒看過這個小品，那我後來的話就是對牛彈琴；看過，理解了這句話的精髓，並且和今天的狀態吻合，話題才能恰到好處地切入進來，他才能明白我的意圖和勸告。所以，文化背景對疾病的理解，以及診療方案的執行有了舉足輕重的作用。

談話最後的落腳點，還是我跟他說的，**要運動**。運動就能把心結打開，仿佛暗室中照進一縷陽光，而照進來的陽光，會掃除一切陰霾。

口臭都只是嘴巴的原因嗎？

我對小夥子說：「口臭雖然有各種原因，但都是因人而異，具體問題得具體分析，現在我先來分析一下你的口臭情況，然後再找對策。」

口臭的原因，主要有以下幾點：「第一，飲食原因。臨時性進食一些散發氣味的食物，如：大蒜、蔥等，也會產生口臭，但不久就會自然消失，這是臨時性口臭的原因，我們暫時將這種口臭命名為急性口臭。其實這都不算疾病，而是一個症狀，明顯你的口臭不是這個原因，畢竟你發病已經三年了。」

他眨眨眼睛，聽得很認真。

「第二，口腔問題。慢性口臭的原因是口腔問題，這是最常見並且容易被忽略的。牙齦發炎、牙周疾病等都可以引發口臭。沒有正確使用牙刷及牙線、沒有定期進行口腔檢查護理等，都可能出現食物殘渣留存、牙縫沒有清理乾淨的現象，進而導致牙齒周邊的問題。我們消化內科和口腔科是息息相關的，牙好胃口就好，吃什麼都香，這個是有道理的。健康的口腔有利於消化系統的運行。所以，口臭一個重要原因就是口腔的問題，需要進行口腔科診治、洗牙，並正確護理口腔，保持口腔健康。曾經好幾個患者有口臭的毛病，中藥吃了半年，怎麼都治不好。後來聽我的勸告，做了洗牙和口腔治療，很快就好了。尋找到正確的病因非常重要，不能盲目吃藥。根據你的診療紀錄，應該不是這個問題。」

1 編註：此處醫師與病患對話，引自二〇一九年中央電視台「春節聯歡晚會」上表演的小品《不差錢》。

「第三，胃熱引起。中醫說的胃熱，大概能對應西醫的消化不良或者胃食道逆流，因為症狀一樣，所以，很多時候用胃熱來進行診斷和說明是比較準確的。我看過你的診療紀錄，你進行了中醫湯藥和科學中藥的清胃熱治療，效果時好時壞，說明了這一點。這也是口臭常見的一個原因，這時候，口臭就不是口腔的問題了，而是消化道的問題。一般是飲食不規律，尤其是吃一些刺激性的食物，以及調味料多、重口味的食物，導致消化不良，胃內的氣體逆流引起的。」

「第四，幽門螺旋桿菌感染。口臭也可能是幽門螺旋桿菌感染導致的。幽門螺旋桿菌感染後會消化不良、胃腸動力不足，不正常的氣體、沒有消化的食物的氣味會逆流上來。這個原因需檢測確定。」

小夥子聽得很認真，還寫下了一、二、三、四……。

根除口臭的辦法還是有的

我之所以這麼細緻地進行分析，目的是讓這個小夥子不再糾結。其實患者的類型不同，需求也不同。有的患者就希望「兵來將擋，水來土掩」，不想知道怎麼回事，只想知道該怎麼解決。而更多的患者希望知道疾病的來龍去脈，做到心裡有數。對於這位心思細膩的小夥子，需要為他分析口臭在中西醫中發病的原理，提供條理清晰的解決方案。

針對以上四個方面，我為小夥子制定出了治療口臭的方案——

①少吃蔥蒜等食物，其實這個不重要，你知道就行了。

②好好刷牙，然後正確使用牙線，觀察一個月，確定是否還有口臭。

③根據中醫辨證，你不僅有胃熱，還有濕氣困在中焦[2]，濕熱在一起，不容易被清除。我給你開一～二週的湯藥，不僅可以清胃熱，還有健脾化濕的作用，這樣才能從根本上解決你胃熱反覆發作的問題，之前的處方大部分是清胃熱，沒有考慮化濕的問題，所以效果不理想。

④給你開一個碳－13呼氣試驗（該試驗是用來檢驗胃部是否有幽門螺旋桿菌感染的，一般數值小於四為陰性。陰性說明不存在幽門螺旋桿菌感染）。明早空腹來查，確定是否有幽門螺旋桿菌感染。

如果口臭很頑固，我再給大家提供一個治療口臭的處方。

防治口臭方	麥門冬15g　藿香10g　佩蘭10g　桔梗10g 薄荷10g　陳皮10g　菊花10g	沖泡代茶飲。

2 編註：「中焦」指脾、胃、肝、膽等內臟。

這些藥材具有清熱、除濕、理氣的功效，且藥材本身具有芳香氣味，對治療口臭有良好的效果。

化治療於無形，生活中要同時注意下面的問題——

①**飲食自然**，摒棄過度烹飪及過多調味料的刺激，飲食要清淡，不要重口味。

②**放鬆心情**，消除緊張情緒，豁達樂觀。

③**動起來**，透過運動鍛鍊身體，排出汗液。

雖然我給出了治療口臭的辦法，但貫穿始終的，還是規律吃飯，加強運動。這次診療一氣呵成。我耐心地聽他說了那麼多，已經把這些診療的分析和決策方案打好了腹稿，並且把條理理順。所以，我自信地說完這些，他聽了也很高興。一切都在我的掌控之中。我喜歡這種遊刃有餘的感覺。雖然這是一個小病，但解決它也是醫生的職責。

透過幾次的診療，我們進一步理清了思路，年輕小夥子變得自信起來，重新面對未來，甩開疾病的包袱，輕裝前進。這就像衝鋒陷陣之前探查敵情，知己知彼，才能百戰不殆。

小病、小症狀，往往是患者們的大痛苦。醫生幫助患者解決掉這些小問題，絕對值得。

02 被腸胃病折磨得徹夜難眠，我該怎麼辦？

姜某又來找我了，這次的問題是睡眠一直不好。他說：「李大夫，我聽說睡眠和胃口也息息相關。你幫我調理一下我的胃口，我的睡眠是不是就好了？」

我說：「你知道的還不少，看來科普是有用的。」

「近朱者赤近墨者黑，我總跟你一起討論醫學，我想，這也是近水樓臺先得月，感謝！我這個打呼打得有點兒恐怖，鄰居因為這事情還找上門來過。」

「這也太誇張了吧，那好的，我給你想想辦法。」

哪些原因會造成打呼呢？

睡眠不好和胃口關聯很大，吃得太飽和不吃飯都可能影響到睡眠，正是應了那句中醫的古話「胃不和則臥不安」。

哪些原因會造成打呼呢？

根據我多年的臨床經驗，我覺得打呼主要有以下幾個原因。

第一，胃口太好，吃得太多。吃得太多，導致太胖，便經常打呼，這樣有可能導致自己睡眠品質不高，還時常影響到身邊其他人的睡眠。

第二，吃得太少，思慮太多。飯量不是很大，但是操心的事情卻很多，思慮一直難以停下來。我推測諸葛亮就會經常失眠，事無鉅細，時時刻刻都在操心，能睡著不容易。

「胃不和則臥不安」，消化和睡眠息息相關，這個從西醫學的角度來說，還是腸道菌群的問題。因為胃腸是人類的第二大腦，胃腸不好，思慮就不停息、神經興奮，很難入眠。從中醫的角度來看，就是「陽入於陰則寐，陽出於陰則寤」。胃腸是行氣、行血的要道，陰陽表裡虛實的總控。如果吃得太多，或者吃得太少，或者是胃腸不舒服，陰陽氣血就不會太通暢，陰陽沒法正常會合，就會令人失眠多夢。

實際我在診療中遇到的情況包括這些——

①入睡困難，輾轉反側，瞪眼到深夜，甚至到天亮。
②睡著了早醒，醒來就再難入睡。
③夢多，深度睡眠不足，起來之後特別累。

根據夢境，又分為這三類——

①醒來就忘了。

②記得住夢，夢就是白天的事情的延續。

③夢境很激烈，似乎是有人追你這種類型的。

如何解決睡眠問題？

如何解決睡眠問題呢？這需要我們分門別類地對待。

根據我在門診多年的治療經驗，總結出了**「甫寸養胃助眠法」**：首先是通則，針對所有失眠，第一要做到的是**靜心**，調暢心情，就會改善腸道菌群，達到助眠的作用。我們可以回顧一下，睡不著的原因，往往就是你明天要考試，或者有人生重要的事情引起擔憂，所思不遂，控制欲強，這些都能讓陽氣激蕩。一、兩次沒關係，長期焦慮擔憂，就會出現失眠的情況。如果能夠保持平和的心態，就能更好地讓陽氣進入陰經，「陽入於陰則寐」，從而進入睡眠的狀態。這是最重要的原則。

具體可以解決睡眠問題的操作方法——

①晚上九點喝一杯鮮奶，或者優酪乳，有助於提高睡眠的品質。

②不要刷短影片，可以閱讀一本書，甚至可以看一個小時電視，都有助於睡眠。

③練習書法（軟筆或者硬筆），以隸書為佳。

④用熱水泡腳十五分鐘。

⑤聽鄉村音樂或者輕音樂。

在這個基礎上，還可以服「養胃助眠一號方」。

養胃助眠一號方	
炒酸棗仁30g　茯神15g　知母10g　川芎10g 炒白朮15g　柴胡12g　黃芩10g　白芍15g 砂仁6g　紫蘇梗10g　香附10g　桔梗10g 法半夏10g　秫米10g　陳皮10g　炙甘草6g	七～十四劑水煎服或者顆粒劑沖服。

這個方子由著名的**酸棗仁湯**、**半夏秫米湯**、**香蘇散**組合而成。其中酸棗仁、茯神、知母是安神助眠的要藥，而法半夏、秫米則要引陽入陰，香蘇散輕理氣、健脾養胃，三者共同配合，可調暢氣機[3]，養胃助眠。

如何抑制打呼？

針對打呼的問題，我專程研究了一個方法，一定有效。因為我父親就是這樣，我給他治好了，但條件是要聽話。打呼其實是睡覺不太踏實，睡眠品質一般，為啥呢？因為打呼代表氣機不夠通暢，氧氣勉強擠到了肺裡，再供應給大腦就打折了。而即使是睡眠，大腦消耗的氧氣也是很多的。如果大腦缺氧，那睡眠的品質便難以保證。

抑制打呼的方法——

①**減肥**。這是重中之重，我父親以前大腹便便，經常晚上吃飯喝酒。由於爺爺有肺氣腫和肺源性心臟病，父親也有一些遺傳。直到他因為肺氣腫住院治療之後，我才給父親「放了狠話」：「要是再不減肥，你將來就和爺爺一樣了。」爺爺因肺源性心臟病很痛苦，臨終前我們都在床邊，這個場景我父親歷歷在目。所以，他聽了我這個醫生兒子的話。他每天晚上吃飯，減少了主食攝入的量，減慢了吃飯速度，肚子越來越小。聽我母親說父親打呼的次數少了很多，即便偶爾打呼，聲音也小了很多。

②**側臥**。這個也很重要。側臥有助於減少咽喉部懸雍垂對氣機的堵塞，可以保持氣機通暢，這樣打呼聲就會小，而且吸入的氧氣會比較充分。只有保證了大腦供氧，才能睡個好覺。

③**呼吸器**。需要帶一個無創的呼吸器，根據具體檢查，設定參數，這樣才能讓氣機通暢，減少缺氧情況的發生。當然，如果能按照前面的要求，逐漸減肥，呼吸器可以逐漸不用。用了不到一年呼吸器，我父親打呼的毛病完全消失了。

3 編註：人體內氣的運動，用以概括臟器的生理性或病理性活動。

當然還有極其特殊的情況，有些病人懸雍垂長得太大，以上措施都不行，可以考慮手術治療。

這種情況下，可以服用「助眠二號方」。

助眠二號方			
法半夏 9g	陳皮 10g	川牛膝 15g	茯神 15g
竹茹 10g	白薇 10g	決明子 15g	桔梗 10g
太子參 15g	炒山楂 12g	桂枝 10g	炒白朮 15g
厚朴 10g	乾薑 6g	蓮子 10g	炙甘草 10g

七～十四劑水煎服或者顆粒劑沖服。

此方選用二陳湯和東漢末年著名醫學家張仲景的**苓桂朮甘湯**和**厚薑半甘參湯**，加用化濕、消脂、減肥的藥物，有助於去除身體的濕困。「病痰飲者，當以溫藥和之」，所以，選用經典的化濕理氣方劑，同時引熱下行，能促進氣機流通、助眠，並且減少打呼。

入眠困難，一旦入睡噩夢不斷怎麼辦？

針對入睡困難、作夢多的問題，在前面我所給出的治療方法的基礎上，建議到神經內科、中醫內科、心身醫學科進行專業評估和診斷，結合胃腸的情況進行對症處理，養成良好習慣。

具體做法包括——

①早睡早起，晚上十點之前上床，早晨六點半之前起床，無論晚上幾點睡覺，早晨都不要超過七點起床，不要睡懶覺，以免形成惡性循環。

②白天的時候要多運動、多出汗，讓陽氣多活動，「陽出於陰則寤」，所以只有白天多活動，晚上陽氣才能乖乖地回到陰經中，我們才能睡好。

③按摩耳垂及手掌腕部的神門穴五～十分鐘。

對於入睡難和夢多，可以選用「助眠三號方」。

助眠三號方	
柴胡15g　桂枝10g　煅龍骨30g 煅牡蠣30g　法半夏9g　黃芩10g 白芍15g　茯神15g　炒酸棗仁30g 陳皮10g　黃連6g　阿膠（烊化）10g 陳皮10g　炙甘草10g	七～十四劑水煎服，晚上服藥前加新鮮雞蛋黃一個沖服。

選用張仲景的**柴胡桂枝龍骨牡蠣湯**加用**黃連阿膠湯**，共同鎮心安神，調節少陽少陰，能夠減少心神的思慮和心胃有火對睡眠的影響。

如果作夢且記不住，用上面的方劑就可以了。

如果夢境和白天的經歷一樣，說明白天的事情延續到了晚上，可以加用蓮子心5g、合歡花12g，可以清心火，降低大腦的運轉速度。

如果夢境比較激烈，說明已經化火，甚至灼傷形成瘀血，我們將此稱為燈籠病。燈籠是一種形象的比喻，我們可以看到燈籠外面是一層紙，中間的火在燒著。

對於燈籠病，清代醫學家王清任有一個著名的方劑，就是「**血府逐瘀湯**」，可以在「助眠三號方」的基礎上，加入「血府逐瘀湯」。

血府逐瘀湯

柴胡15g　桂枝10g　川芎12g　川牛膝15g
法半夏9g　黃芩10g　赤芍15g　茯神15g
紅花10g　陳皮10g　枳殼12g　當歸12g
生地12g　桃仁10g　陳皮10g　炙甘草10g

七～十四劑水煎服。

上面所有的方劑，針對的是一個基本的情況，使用時要根據具體的情況進行判斷，在醫師的指導下使用。

「胃不和則臥不安」，睡覺和吃飯都是人生大事，而這兩者還密切相關。認真對待睡覺和吃飯，才可以享受人生。

03 健康的腸胃有助於提高生育率

大陸開啟了「三胎時代」。不過話說回來，無論是一胎、二胎還是三胎，如果脾胃有一定的壓力，那麼懷孕是有一定難度的。

子宮就是土地，土地肥沃才能受孕

如何保證性行為的品質，並且能夠順利地懷孕，生育一胎以至於二、三胎呢？脾胃的作用是不容忽視的。

我曾經的一個患者朋友小白，結婚多年，在北京有車有房，但就是沒有孩子，最初他們夫妻忙著掙錢，沒有時間要孩子，到了想要孩子的時候，卻遲遲懷不上孩子，即便做試管嬰兒，也沒有效果。

於是，他們來到了我的門診。其實，小白之所以直接找到我也是聽我的另外一個患者小苗介紹的。小苗曾經結婚多年不能懷孕，她也做過試管嬰兒，依然沒有達到預期的效果。後來在我這裡，經過中藥治療後，順利地懷孕了。小苗已經是兩個孩子的媽媽了，前幾天她再次來到我的門診詢問我，要我給她開點藥，說是她打算生第三胎……。

小苗不僅打算要第三胎，她還另外介紹了結婚多年未孕的姐妹到我的門診。小白就是小苗的好朋友。

我檢查完小白的身體，她用期待的眼神看著我，期待我給她帶來希望。我卻對小白說：「女性孕育孩子，就像在大地上種莊稼。子宮就是土地，種子就是精子，只有卵子和精子結合才可以形成受精卵。我舉個淺顯的案例吧！比如我們要想培育出小樹苗，種子要優質，土地也要肥沃，還要定期施肥、灌溉、除草，這樣才有可能讓小樹苗茁壯成長。從你的檢查結果看，你的卵子和你老公的精子都很健康，那問題就出在土地上，您的子宮狀態不夠好……。」

其實，我知道小白接下來要問什麼問題了，果真在我沒有說完的時候她就插話了，問：「怎麼補才能讓我的子宮更加適合懷孕？」

我笑道：「如果你真的想將子宮養好，讓它更加適合懷孕，就不能單一治療子宮，而是要雙管齊下。什麼意思呢？從中醫上來講，子宮是否健康，是否『肥沃』取決於衝任二脈，衝任二脈對應的是什麼呢？對應的是腎，所以，我們可以透過一些中藥將腎補起來，這樣有利於懷孕。」

「那我吃什麼中藥呢？」小白迫不及待地問。

我說：「別著急，因為你的情況特殊。為什麼特殊呢？因為你之前做過試管嬰兒，肯定打過排卵針，這樣會導致你的內分泌系統發生急劇變化，這樣對你的身體有一定的影響，明顯的副作用就是你胃口不好，是不是？」

小白點點頭說：「的確，我自從做過試管嬰兒之後，一直覺得胃口不好，我還以為是試管嬰兒失敗了，我心情不好所導致呢，沒有想到是因為這個……。」

我接著說：「其實，每個人的身體狀況是不同的，打了排卵針之後恢復的情況也不一樣。有的人幾週就可以恢復，而有的人則需要幾個月，甚至更長時間。你的身體底子本身很弱，自然恢復得更加慢了。你的腸胃功能一直恢復不過來，胃口也變得很差！所以，你現在不要著急補子宮，而是應該調養你的脾胃，脾胃調節起來了，子宮這塊『土地』就肥沃了，懷孕自然是很輕鬆的事情了！」

我這樣舉例說明，小白好像聽懂了，連連點頭。

身體底子到底是什麼？

在我給小白調配中藥的時候，她又問我一個問題：「我小時候父母親就說我身體底子弱，那個時候我就不是很明白。剛才您又說到了身體底子弱，到底什麼是身體底子呢？」

我說：「小時候你父母親說你身體底子弱，主要說的是身體素質差。當然身體素質也分兩種情況——一種是先天的，就是在娘胎裡面身體素質就很差，這受父母親基因的影響，對應的就是中醫學中腎的功能，出生之後根本不可能改變的；另外一種是後天的，對應的是中醫學中的脾胃功能，這個在後天透過營養吸收，加強鍛鍊是可以改變的。」

小白又問：「您剛才所說的就是後者了？」

「對，我剛才說的底子弱主要說的是你的脾胃功能太差。」

「那麼，怎樣調理我的脾胃呢？」

「調理脾胃的方法肯定是有的，關鍵的一點就是不可急功近利，否則適得其反。飯要一口一口地吃，脾胃也要一點一點地調理。至於具體怎麼調理，我會給你詳細的調理方案的。」

在未給出調理方案之前，我們先根據小白自身的情況分析一下。小白面色發黃、發暗，身體怕冷，稍有個風吹草動就受不了了，而且容易疲勞，即便晚上早早休息了，白天依然覺得睏，打不起一點兒精神，而且經常性大便偏稀，這些症狀就足以說明小白的脾氣虛，脾胃虛寒。我讓小白張開嘴巴伸出舌頭，我發現她舌淡苔白，把脈沉，透過這點說明小白體內陽氣不足，陽氣虛虧，這種情況就極有可能是在做試管嬰兒的時候打排卵針所用的激素刺激造成的後果。再看看小白的身材，苗條得有些過分，明顯就是平時缺乏身體鍛鍊。

另外，小白身體底子好不好從胃口就能看得出，從性慾也能看出來，這個必須要問，不要覺得不好意思，這是評估身體狀態的重要參數。於是我問小白與老公同房的次數，平時是否有想同房的慾望，以及同房中能不能達到性慾的高潮。不出所料，小白根本就沒有想法，夫妻生活也是勉為其難地應付一下，這也體現出，中醫認為的腎陽不足，就是身體底子差的表現。

全面打造適合懷孕的體內環境

要想懷孕必須全面打造適合懷孕的身體內部環境。

小白希望懷孕的心情很迫切，但我告訴她必須聽我的安排，然後按部就班地調理脾胃。如果僅僅想吃幾服藥，短短幾週就見效果，即便是神仙也幫不了她。小白堅定表明聽我的安排。

於是，我給她制定了系統的調理方案，並且要求嚴格按照這個方案執行，每週到我的門診複檢一次。

三個月後的一天上午，診室剛開門小白第一個走了進來，她興奮地告訴我，她的月經正常了。我笑著說可以看得出來，現在的小白面色紅潤，而且身體較之前稍微有些發胖，可見我給她開的藥有效果了。我檢查了一下，告訴她，身體基本恢復健康，可以不用吃藥了，也不用每週到診室複檢了，就等著懷孕的好消息吧！小白興奮得幾乎跳了起來。

接下來好幾個月小白沒有到我診室來，突然有一天我收到一條微信，在微信中小白興奮地給我留語音訊息說：「李大夫，我懷孕了，我懷孕了！感謝，感謝，非常感謝您！」

聽到這個好消息，我的內心也無比激動。

每個人的身體狀況不一樣，懷孕的治療方案也不一樣，需要因人而異，具體情況具體分析，這樣才能提高懷孕的機率。

我將調理小白脾胃，使得她懷孕的方法分享給大家，希望對大家有用。

第一，調節心情，使自己處於愉悅狀態。

很多時候，由於婚後很久不能懷孕，精神壓力很大，再加上日常工作、學習、生活等各方面的壓力，使得女士精神處於崩潰邊緣，導致身體其他機能出現紊亂，這樣必然不利於懷孕。因此，要將懷孕看作上天的一種恩賜，一切順其自然，懷孕不是著急就能成的。只要有順其自然的心態，樂觀地面對生活，孩子就會找上門的。

第二，身體鍛鍊很關鍵，強健的體魄是懷孕的基礎。

每當說鍛鍊身體的時候，很多人覺得這個很簡單，完全沒有必要作為一個重點來強調。的確如此，但我要問的是，你鍛鍊對了嗎？你鍛鍊堅持了多久呢？我在前面已經強調了，每個人身體素質不同，並非每一種鍛鍊都適合每一個人。選擇最適合自己的鍛鍊方式，才能達到事半功倍的效果，才能達到強健體魄的作用。大多數人最為適合的運動是瑜伽、太極、八段錦。另外，鍛鍊身體必須要有計畫，更為關鍵的是要堅持鍛鍊，不要想起來了，象徵性地比畫一下，就算鍛鍊身體了，這和沒有鍛鍊一樣。

第三，飲食營養不在於多，而在於平衡。

說到飲食營養很多人覺得就是多吃，其實大錯特錯，我們都知道有句話叫過猶不及，並非吃得越多營養就能夠全部被吸收，飲食平衡最關鍵。怎麼才能夠實現平衡呢？這就需要我們在平時飲食中多注意，少吃油炸、油膩的食物，多吃清淡的食物，比如：青菜沙拉、水果等。五穀雜糧也是不錯的選擇。當然，也不是要大家一年四季都吃五穀雜糧，而是粗糧、細糧都得吃，這樣才能實現營養平衡。

第四，中藥外敷內服搭配治療效果好。

一、外敷處方：

外敷處方			
千年健100g	艾草30g	桑寄生30g	
乾薑30g	三棱15g	當歸30g	莪朮15g
白芍30g	陳皮20g	炙甘草10g	

將上述藥物製成熱敷包，放在鍋上蒸，開鍋算起，大概在二十分鐘後再取出，然

後用毛巾包裹，敷於小腹部，注意溫度不要太高以免被燙傷，持續十分鐘以上，再換一個新藥包。建議蒸藥包的時候最好同時蒸兩包，當一個藥包溫度降低了，再換一包溫度高的，以此輪換。每次熱敷時長保持在四、五十分鐘。一個月為一個療程，可以連續熱敷三個療程。該處方具有溫陽暖宮、活血止痛的作用。當然不僅適用於宮寒不孕，對痛經、月經不調等也有不錯的效果。

二、內服處方：

①月經期

桃仁10g　紅花10g　熟地15g　川芎10g
赤芍15g　當歸12g　柴胡12g　法半夏6g
鬼箭羽10g　益母草10g　三棱10g　莪朮10g
茯苓15g　枳實12g　砂仁6g　炙甘草10g

五劑水煎服，目的就是為了活血疏肝，讓月經量多一些。最好能夠連服五日。

②月經後期

熟地15g　山茱萸10g　山藥10g　丹皮10g
茯苓15g　澤瀉10g　柴胡12g　法半夏6g
當歸6g　白芍12g　炒白朮15g
炙黃耆30g　菟絲子15g　覆盆子15g
陳皮10g　炙甘草10g

七劑水煎服，滋陰疏肝養血，促進卵泡發育。

③**排卵期**

柴胡12g 當歸12g 白芍15g 丹參15g
澤蘭10g 枸杞子15g 熟地12g 金櫻子15g
王不留行15g 香附12g 茺蔚子12g
淫羊藿15g 羌活10g 陳皮10g 炙甘草10g

該處方的作用是溫陽通竅。從月經第十一天起，每日一劑，連服六天。

④**兩固湯**

龜板12g 丹參15g 旱蓮草20g 川斷12g
肉蓯蓉15g 枸杞子20g 菟絲子15g
女貞子10g 巴戟天12g 淫羊藿15g
製附子6g 肉桂3g

該處方具有補腎健脾的作用，關鍵是能夠促使黃體生成，並且能夠分泌出更多的黃體酮。自月經開始算起的第十七天後開始服用，到下一次月經來臨之前。如果痛經嚴重者可以加重肉桂的克數。

在服用上述藥物的同時，可以根據自身身體狀況對某些藥物適當地加減，另外，最好每週去醫院讓專業的醫生複檢一下。

另外，在服藥期間夫妻可以有和諧的性生活，總之順其自然，不要有過大的心理壓力，這樣有助於懷孕。

小苗的三胎已經成功了，而小白的狀態也越來越好，面色更加紅潤，月經也越來越規律，關鍵是夫妻關係也好了。小白的老公也跟我反映，對於性生活她逐漸變得主動，這預示著，她的身體底子在好轉，懷孕條件也逐漸成熟。

當我寫到這裡可能有朋友要問了，是不是所有不孕不育患者服用上面的處方就可以懷孕？不是絕對的，每個人的身體狀況不同，服用效果也不同。所以，我建議最好讓專業醫生診斷，然後按照醫囑進行調理效果最佳。

04 做人「底氣」太足可不好

放屁的尷尬，發生在各種場合，工作時總有不合時宜的聲響，打破辦公室的寧靜；也有不同的味道，彌漫在公車、地鐵和航班上。

但這個屁，真的是每個人都有的，有的可以「自產自銷」，有的卻要「分享」，有的聲音大、味道輕；有的默默無聲，卻影響「深遠」。

來門診諮詢屁的問題的人倒是不多，網路上卻不少，有的是次數太多，有的是味道太重⋯⋯。

人體為什麼會產生屁？

首先，要在生活中找原因。

有吃飯速度的原因、食材的原因，還有生活習慣的原因。

吃飯速度快勢必會把氣體帶進去，身體內的氣自然就多。

吃的食物油膩，或者口味重，形成「濕」的狀態，屁勢必味道重。吃豆子、蔥和蘿蔔多，也會導致響屁頻發。

在日常生活中，坐的時間太久，氣體排出的速度比較慢，容易形成氣滯，導致屁很多。

上面這些是生活中屁多最常見的原因。所以，如果你屁比較多，先要審視你自己的生活。

其次，一些疾病也可導致屁多。

當然，這些疾病主要是腸胃炎，尤其是腸道發炎，以及菌群失調。因為腸道的氣味和氣體的產生，主要還是腸道菌群說了算。

最後，從中醫角度分析，屁產生的原因最主要是脾虛氣滯。

在中醫看來，越是氣滯，越會排氣多，而氣機通暢，反而排氣沒那麼多。這就像一些患者向我傾訴：「大夫，我的屁源源不斷，這是為什麼呢？」這就是因為氣機不通暢，推動之力不足，沒有辦法把身體的氣推動到正常的流動空間。

於是，氣就被推到了外面。由於不是正常的氣體流動，氣虛導致動力更加不足，一個接一個的屁就出來了。

如何應對那些讓人尷尬的屁呢？

有時候我們能夠控制屁，能讓屁收放自如；但有時候屁突然來襲，或震耳欲聾，或讓人窒息，尷尬萬分。那麼，我們應該怎樣正確應對屁呢？

第一，認識到屁產生的原理，養成良好的生活習慣。

從日常生活入手，從根本上認識到屁產生的原理，並且養成良好的習慣。比如吃飯慢一些，細嚼慢嚥，一口飯咀嚼三十五次以上，一次用餐不能低於三十分鐘，否則吃飯太快，終究會將空氣帶到身體裡，形成不正常的氣體，進而產生屁。當然，患者總說：「李大夫，你說得太好了，但是『臣妾做不到啊』！」這說明你的意識還沒有完全控制自己。

第二，要「清淡」，不要「重口味」。

不可吃得太油膩，進食豆製品、蘿蔔、蔥、蒜等這些能夠產氣及促進胃腸蠕動的食物，會增加排氣的可能。

第三，不能總是坐著，要動起來。

減少開車上班的頻率。我自己之前總是開車上班，肚子越來越大，身體越來越胖。後來都是騎車、坐地鐵上班，肚子就變小了，所以給自己創造運動的機會很重要。如果是辦公室上班一族，要時常做扭腰的動作及工間操[4]，什麼動作不重要，最核心的就是要時常站起來走走，不能養成久坐不動的習慣。這裡特別提醒經常開車的

4 編註：在工作之間可做的徒手健康操。

朋友，需要時常停下來，下車到外面，做個活動。

上述三點，如果做到了兩週到一個月，我覺得八〇～九〇%的腹脹、排氣大多就搞定了，如果還搞不定，請進行下面的步驟：到醫院就診，找消化科醫生進行諮詢，我們會仔細詢問你的病情，並進行檢查，做胃鏡、腸鏡、消化道攝影等一系列的檢查，明確病因，針對疾病的病因進行治療。

還可以根據你的檢查結果，進行中醫藥的治療。

「理氣（屁）方」——枳實消痞丸（基本方）

枳實15g　黨參12g　茯苓15g　炒白朮15g
炒麥芽30g　法半夏6g　神麴10g
厚朴10g　陳皮10g　炙甘草6g

湯藥或顆粒劑服用一週。

如果是吃飯快導致的排氣多、聲響屁不臭，可以加萊菔子15g、佛手10g、百合15g、烏藥10g。

如果是吃油膩的食物較多、重口味，導致腸道菌群失調，可以加黃連6g、栝蔞15g、蒼朮15g、薏苡仁30g。

如果是久坐不動、氣機不暢，則可以加香櫞10g、桔梗10g、砂仁6g、紫蘇梗10g。

患者可以根據不同的情況對號入座，解決腹脹排氣多的問題。建議湯藥或者顆粒劑服用一週，如果感覺好，可以跟進一週。

總之，解決屁的問題，要從脾虛氣滯入手，醫病共構，一起努力。

05 警惕！手機正在改造我們的腸胃

想得到的太多，同時希望不費力地得到是現代人的通病。

沒有深入的交流，僅僅是手機螢幕上的點讚，沒有任何思想的碰撞，就能完成交流溝通嗎？建立連結嗎？

玩手機對胃腸健康的影響

時間都去哪裡了……？

我們點了無數個無謂的讚，沒有靜下心來思考，沒有珍惜當下時光，沒有和你身邊的朋友、家人進行交流，而是追求了虛幻的遠方，忽略了當下，忽略了需要你做的事情。

這就是我們絕大多數人的生活。手機給我們的日常生活帶來了極大的便利，同時我們也被手機給「俘虜」，它將我們的生活弄得支離破碎，也給我們的健康帶來很大隱患。

具體來說，手機給我們帶來了哪些傷害呢？

第一，給我們的眼睛帶來傷害。每天晚上我們躺在床上盯著手機，關燈之後還在玩手機，第二天起床第一件事情依然是滑手機，工作、學習，甚至連上廁所都要攥著手機……我們恨不得鑽到手機裡面去。長期盯著手機，不僅容易近視，而且容易讓眼睛變得疲勞、乾澀，甚至疼痛。

第二，玩手機帶來更多的焦慮。一方面，我們獲取了外界更多的消息，這些消息有好有壞，無論好壞都會影響到我們，好的消息能夠讓我們興奮，壞的消息能夠讓我們內心憂傷，其實是否獲取這些消息對我們的生活沒有實質的影響，可是我們透過手機看到了這些消息，就會引起我們內心的變化；另一方面，我們經常玩手機，已經形成了一種習慣，一旦離開手機內心就很焦慮，感覺會錯過重要的消息，錯過重要的人的聯繫……。

第三，玩手機容易突發危險。這樣的案例不勝枚舉。過馬路的時候看手機，發生了車禍；下樓梯滑手機，踩空臺階，摔斷了腿……我們每個人的精力都是有限的，如果集中精力玩手機，而忽略了正在做的其他的事情，那麼完全有可能發生意想不到的事情。

第四，滑手機占用時間，做其他事情的時間就少了。我們滑手機的次數多了，占用的時間自然多了，投入到工作、學習、鍛鍊中的時間自然少了。最終導致我們的工作效率很低，工作的品質就更難以保證。

第五，手機嚴重影響我們的胃腸健康。這個是最為重要的一點。長期滑手機，不僅對我們身體有傷害，而且會導致精神壓力增加，改變對胃腸神經內分泌的調控。另外，當手機成為生活主導的時候，我們就會被手機的消息擺佈，內心就會產生焦慮，而焦慮會使胃腸物理運動和化學變化不足，最終導致消化不良和便祕等胃腸疾病的發生。還有，如果我們滑手機的時間太長，或者保持一個姿勢太久，還會導致胃腸蠕動變慢，容易出現食積等其他消化不良疾病。

所以，建議大家少玩手機，多鍛鍊，尤其要和身邊的朋友多交流、多溝通。這樣不僅有利於身心健康，而且有利於建立和諧的人際關係。

放下手機，發現別樣的美好

飛機起飛了，手機關機了，我要出差，去外地開會。

我不由得想到了一句話：**當我們看不到遠方的未來，就走好當前的路**。是啊，我們大部分時間都在和遠方聯繫，為啥不看看當前的事情呢？

窗外的白雲，如兔子，如老虎，那麼可愛。乘客也變得那麼和藹可親。

吃過飛機餐，我小憩一下，還作了一個短暫的夢。夢見所有的手機都自己跳了起來，在空中舉行聚會，在唱歌跳舞。主人們都跳起來去抓它們，卻都撲了空，手機們不緊不慢地飛著。

忽然，不知怎麼地，手機都一下子飛到了飛機外面，和飛機一起飛翔。大家看得一臉茫然，不知道手機為啥都棄自己而去……。

此刻，我從迷迷糊糊中醒來，趕緊摸摸口袋，我的手機還在……。

我沒有了睡意，打開電腦，繼續我的創作。

在這個過程中，不知不覺我的手觸碰到了手機，但我趕緊縮了回去，繼續敲擊鍵盤，反覆數次……。

下飛機的時候，我發現自己已打出了五千多字。

除此之外，我還在飛機上結交了新的朋友。

減少手機使用頻率，治癒胃腸疾病

開會的幾天裡，我幾乎每天都將手機放在行李箱中。沒有了手機，自己彷彿置身於一個孤島之中，不過孤島的日子越來越和諧，手機消失的日子，一開始不習慣，後來越來越愜意，每天，固定時間外出覓食相當於鍛鍊身體，大家不再投精力給一個小小的螢幕，而是把視野還給了天空，還給了綠地，還給了身邊的人。

儘管吃得不太規律，也不是多麼精緻的飲食，但是每個人的胃口都很好。大家在一起大快朵頤，沒有了焦慮，也沒有了抑鬱。

我發現，適度放下手機，是治癒胃腸疾病的良藥。

第一，時間還給了我們。大家發現了沒有，之前總是控制不了自己的行為，總是有意無意地打開通訊軟體，在虛擬的網路世界裡暢遊，完全沒有了時間概念；而沒有了手機，我們可以把時間留給自己，用於鍛鍊身體，這才是治療消化系統疾病的王道。

第二，放鬆心態。放下手機，我們不再糾結於小小的螢幕，讓交感神經不再處於焦慮狀態，有利於保障胃腸的正常運轉。

第三，給腸胃一個調理的機會。手機不在手上，就不會時常坐著，或者說，就不會總是低著頭，這樣就能促進胃腸激素的分泌，調理腸胃的功能。

這裡面最重要的，一個是**時間的投入**，一個是**自我控制**。

其實，健康的真諦就在於掌控自己。

《黃帝內經》裡面說，「生病起於過用」，疾病的生成一定與平日的生活習慣相關。頻繁地使用手機會使身心失控、時間變得支離破碎。平時倡導少看手機多運動。如果人類沒法自控，就需要外界的力量讓我們實現「他控」。

時間一天天過得飛快，一切都模糊起來，就在大家的腹肌都鍛鍊出馬甲線的時候，我們又發現了島上的世外桃源——島心湖泊藍色的水，深不見底，水面劃出的水痕，讓人心醉，大家更加忘記了自己從哪裡來。這是《少年Pi的奇幻漂流》裡展現的仙境，抑或是陷阱？大家都不知道，卻在一份期待中，度過這日日夜夜。

生活的欲望迷住了每個人的雙眼，讓人們忽略了健康。

減少使用手機時，你不僅能夠發現很多美好，還能找到曾經失去的很多東西。

怎麼降低使用手機的頻率呢？

我給大家一些參考方法——

①**不要時刻拿著手機：**而是在固定的時間來看看，每次看的時間不要超過十分鐘，不在飛機上的時候也要遵照執行。

②**盡量坐著的時候不看：**站著的時候看手機，這樣可以減少使用手機的頻率和時間。

③**吃完飯的時候不要看手機：**把手機放在一邊，或者聽有聲書，讓耳朵工作一下，以減少手機的使用。

做到簡單的這幾點，就可以把手機對胃腸的影響降到最低，走上健康之路。你真的能掌控手機，或者說，能夠與手機和諧共處嗎？

【NOTE】

第二章

小心！腸胃病正侵蝕著我們的健康

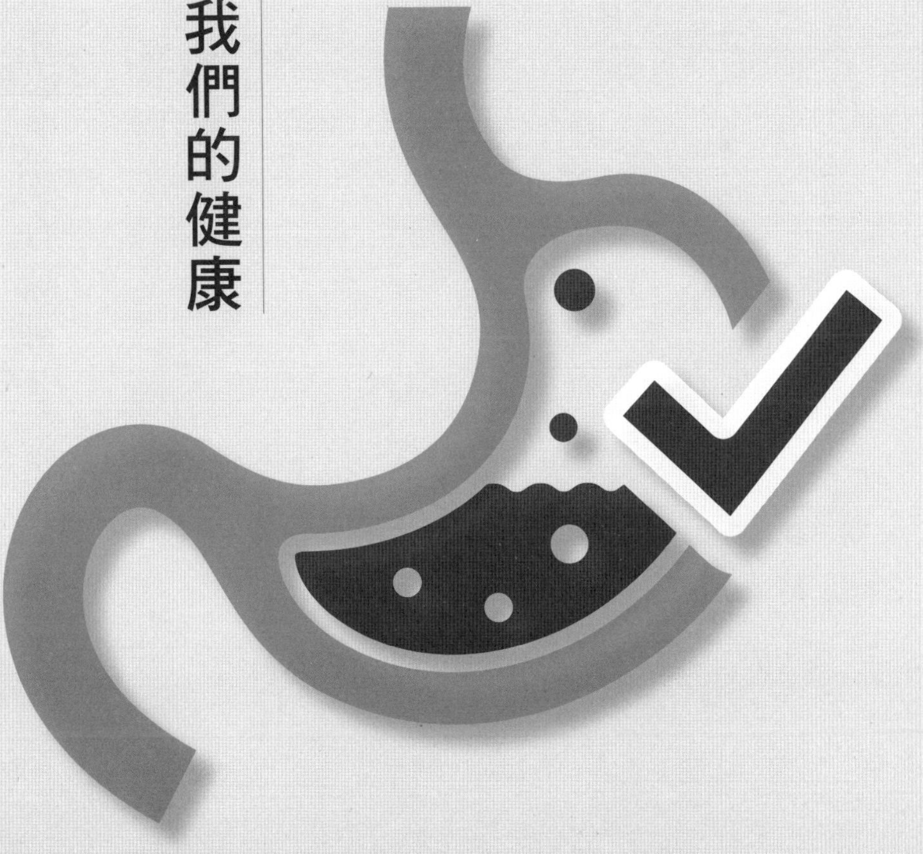

01 我們總說「濕氣太重」，重在哪裡？

我們經常在影音網站上看到一些美食部落客，三下五除二，將一盤盤色香味俱全、熱氣騰騰的美食呈現在我們面前，有時候我也免不了嚥口水，恨不得吃上幾口。可作為醫生的我免不了要問：「這些食物滿足了我們的味蕾，但我們的腸胃是否能夠接受呢？」

其實，這些看似色香味俱全的美食，都是用各種調味料堆積出來的，絕大多數只是滿足了視覺美感，但未必像部落客說得那麼好吃。

濕氣成為年輕人的通病

很多來我門診的患者，在我問診的過程中都反映了一個共同問題，他們看到影音部落客做的美食很誘人，於是按照部落客的美食配方來做，結果味道不怎麼樣，反而吃出了一身的毛病，其中最大的問題就是身體內濕氣過重。而且這類患者越來越趨於年輕化，我想這與年輕人愛看美食影片不無關係。

濕氣重會傷害到我們的脾胃消化功能。我們身體濕氣過重，會影響脾胃的正常運轉，傷害身體的脾陽。

具體有哪些症狀？

消化不良，吃了就肚子痛，或者是吃什麼拉什麼，食慾不振，或者出現腹瀉、水腫及痰飲[1]等。

最明顯的感覺就是四肢沉重，如同灌鉛一般，即便每天作息很規律，依然感覺很睏，一直想睡覺，工作沒有力氣，進食也沒有胃口……。

不少來我門診的青年感覺自己就像得了老年病一般，說自己關節很痛，有人懷疑是自己運動過量，但也有的人覺得自己沒有運動照樣關節很痛。按照我的分析，這就是濕氣過重所致。濕氣過重會阻滯在關節部位，必然導致關節疼痛。輕則斷斷續續地隱隱作痛，嚴重者關節不能夠正常地彎曲或者伸直，甚至有些患者還出現手腳發麻等症狀。

如果出現這種症狀，不能進行及時的調理，很可能引發其他更加嚴重的疾病，比如：高血壓、高血脂等。

當然，濕氣過重還影響我們的五臟六腑。濕氣屬於我們經常說的濁氣，遊走在我

1 編註：因體內液體不得疏通，停聚在某些部位而形成的一類病症。

們五臟六腑的經絡之中。濕氣過重，在經絡停留時間過長，會嚴重影響五臟六腑功能的正常發揮。我們感覺到胸悶的時候，其實就是濕氣阻滯引發氣流不暢所致；腹脹或者食慾不振，其實就是濕氣阻滯中焦導致的脾胃失調；出現小腹腫脹，其實就是濕氣阻滯下焦[2]造成腎臟和膀胱損傷所致……。

如何判斷自己濕氣過重？

每個人的體質不同，所表現症狀的輕重緩急也各不相同。因此，我們要懂得判斷和分析，不要因為表現症狀較輕就認為濕氣與自己沒有關係，一拖再拖，等嚴重的時候後悔莫及。下面我告訴大家濕氣過重的表現，大家對照症狀結合自己的具體情況，判斷自己是否濕氣過重——

①如果你早晨起床的時候，感覺嘴苦、嘴臭，感覺自己的舌頭好像變得厚了一些，而且舌頭邊緣有明顯的齒痕，那麼這就說明你身體已經有濕氣了。

②如果你在大便之後，發現大便黏膩，而且黏在馬桶不能順利沖走，說明你就是濕氣過重。當然，小孩子腹脹，或者是便祕都有可能是濕氣過重所致。有時候小孩表達不清楚，作為家長一定要仔細觀察，提前採取措施，免得孩子受罪。

③如果你是一位成年女性，經常性地出現陰部瘙癢、白帶異常、陰道炎反反覆覆，那麼說明你體內的濕氣已經過重了；如果你是一位成年男性，經常感覺到陰囊濕

熱、有氣味，那說明你也是濕氣過重。

當濕氣出現在自己身上的時候，一定要及時採取措施進行調理，避免濕氣過重對身體造成更大的傷害。

我認為濕氣過重最好的調理辦法就是從飲食上調理。很多疾病都是由於我們飲食不當造成的，吃出來的病，還得吃「回去」。

就像我的患者小蕊，一位不到二十歲的姑娘，到我這裡看病很多次。最初我認為她矯情，過度關注自己，於是覺得自己周身都是毛病。後來我逐漸改變了看法，我意識到類似小蕊這樣的人很多，她們真的病了，這都是不良的飲食習慣導致濕氣過重給身體帶來的傷害。這種情況已經滲透到社會各個階層，自以為身體很好，大吃大喝，絲毫沒有健康觀念，使得很多人遭受各種慢性疾病的折磨。

最初，針對小蕊的問題，我認為只要按照我所開的處方，以及我所叮囑的注意事項，調整一、兩個月應該就沒有問題了。

可沒想到超過了我的時間預期，小蕊依然來我這裡看病，我覺得很內疚，浪費姑娘這麼長時間卻沒有給她的病看好。於是，我加了她通訊軟體，主要為了交流方便，

2 編註：「下焦」指腎、大腸、小腸、膀胱等內臟。

讓她早點康復。

很快，我在小蕊的朋友圈發現了她病症久治不癒的原因。她的朋友圈曬的全是各種各樣的美食，從發佈的時間來看主要在淩晨一、兩點，甚至兩、三點，也許在別人看來是美食，但是我看了內心有些發怵。小蕊仗著年輕，肆無忌憚，大吃大喝，而且一折騰就是一個通宵，她不生病誰生病呢？我看在眼裡，急在心裡，不斷給她留言，希望她改掉這種飲食習慣，回歸正常作息，但是小蕊依然我行我素，和從前一樣「瀟灑」，繼續到我這裡看病……。

重口味和壓力大是濕氣重的主要原因

小蕊再次走進我診間的時候，我不由得想到了她通訊軟體朋友圈裡的內容，沒等小蕊開口，我就說了：「小蕊啊！你如果再不注意你的飲食，你的病無論請多麼高明的醫生都看不好！」

小蕊反駁說：「我已經按照你說的在忌口了，而且我已經放棄了很多很多了！」

我頓時有種恨鐵不成鋼的感覺，提高音量說：「小蕊你知道嗎？由於你之前一直都不注意自己的飲食，現在你的味覺已經被破壞了。所以，當你再次進食過於油膩或者辛辣食物的時候，你的胃黏膜也受到了牽連，吸收進的各種營養和身體並不匹配，隨後就出現了中醫裡所說的上火、身體不吸收、營養和身體水火不容、脾胃不和的情況……。」

看到小蕊坐在我面前一副心不在焉的樣子，似聽非聽，玩著手中的手機。我更生氣了，但我壓住了心中的怒火，說：「你知道你的臉上為什麼總是長痤瘡嗎？而且反反覆覆？你知道你的臉色為什麼越來越發黃，無論用多麼高級的化妝品也掩飾不住嗎？你知道你為什麼月經不調，而且月經量越來越少嗎？你知道為什麼你總感覺大腿越來越粗嗎？」

也許被我戳到痛點了，小蕊收起了手機，盯著我。

我說：「這都是你不注意飲食，身體濕氣太重所導致的！」

小蕊驚訝道：「啊？我的這些問題都是我吃出來的？」

「對，你的症狀都是由飲食不當引起的。」

小蕊頓時如霜打的茄子——蔫了。

社會發展和生活工作節奏的加快、物質的豐富多彩及資訊觸手可及讓大家習慣了被刺激的感覺，這尤其表現在美食上。這是導致年輕一代胃腸病、濕氣過重的主要原因。我們將這種情況命名為：**現代濕困病**。

現代濕困病主要是由哪些原因造成的呢？

一、飲食因素：重口味＋辛辣食物

現在大家生活水準提高了，吃肉喝酒是經常的事情，這樣必然導致身體產生濕氣。另外，夜生活也越來越豐富，很多人玩到淩晨還不願意散去。夜生活的主題就是吃，很多人暴飲暴食，吃一些辛辣、刺激的食物，引起脾胃功能下降，從而引起新陳代謝出現問題，導致水濕停留在體內，形成濕氣重的體質。尤其，在炎熱的夏季，大家愛將新鮮的瓜果冷藏在冰箱裡面，直到冰涼刺骨才拿出來吃，似乎覺得只有這樣才過癮，其實這種情況最容易導致體內產生濕氣。

二、壓力大，卻不愛運動

現在說到鍛鍊身體，很多人最愛找的藉口就是「太忙了」。的確，現在每個人的生活壓力都很大，上有老下有小，還得還車貸、房貸。於是，我們拿身體來換金錢，不知不覺中透支了我們的身體。身體缺少運動，體內的濕氣無法排出，必然導致體質逐漸變差，不僅容易生病，而且容易導致身體肥胖。

三、居住環境過於潮濕

比如我們長期居住在陰暗潮濕的地方，又比較少有陽光曬到。這樣容易導致體內產生濕氣。如果我們住在南方城市，梅雨季節過長，夏季天氣炎熱，在空調房間待的時間過長，暑濕之氣侵襲人體會導致濕氣重。另外，有一些工作環境特殊的人，如長期在井下和地下工作的人，體內濕氣也容易過重。

四、個人內在的因素

有些人本身的體質就很虛弱，脾虛是其中主要原因之一。那麼脾虛會產生哪些問題呢？

中醫認為脾主運化，脾統水。脾虛的人不能很好地運化水濕，導致濕氣在體內滋生，進而出現身體肥胖、多痰、多濕等症狀。

濕困病該怎麼去調理治療？

濕氣很重的時候，人經常有這樣的症狀表現：頭重腳輕、肢體困重乏力、脘腹脹滿、食欲不振、大便溏、舌苔厚膩、脈濡等。只不過有的人症狀明顯，有的人症狀較輕而已，甚至有些人沒有將這些症狀當作疾病，而是歸為勞累，其結果往往是小病拖延成大病。

濕氣重是一種病，我們不可輕視。治療濕氣重最簡單有效的方法就是加強在日常生活中的調理。

具體有哪些調理的方法呢？

①盡量做到每年體檢兩次。濕氣有時候已經存在我們體內，但我們沒有察覺，透過體檢可以讓濕氣大白於天下，然後採取有針對性的調理。

②如果你有熬夜的習慣，為了避免濕氣在你體內產生，請務必有規律作息，早睡早起，多鍛鍊，讓濕氣遠離你的身體。

③很多疾病的產生都是我們認識不足所致，所以，要樹立正確的養生觀念，早發現早治療，自己要對自己的身體負責。

④制定鍛鍊身體的計畫，並且持之以恆地堅持，至少每週要能夠做到二～三次有氧活動。

⑤可以適當吃一些健脾胃的中藥，比如：參苓白朮散、健脾丸等。脾主運化水濕，吃健脾胃的藥物，有助於健脾祛濕。

⑥儘量在家做飯，避免經常性吃外賣。在家中做飯，適當用食用鹽和橄欖油，要避免過多、過度使用調味料。

⑦保持心情的愉悅。思傷脾，心情愉悅的人可以健脾胃，防止脾虛生濕的情況出現，改善濕氣重的情況。

⑧清淡飲食，改善飲食習慣，不吃辛辣、刺激、油膩的食物，少吃牛肉、羊肉等。多吃優質蛋白，如魚、蛋、乳製品等。我在這裡重點推薦一種吃法，就是將有機

蔬菜過水之後，蘸醬食用。紅豆薏仁粥也具有祛濕功效，可以多食用。

⑨可以運用一些中醫的方法，比如：艾灸、拔罐等改善體質。拔罐可以通經活絡，拔除體內的濕氣，而艾屬陽草，艾灸可以溫陽健脾化濕，二者合用效果十分顯著。

⑩按摩穴位。按摩神闕穴，也就是我們的肚臍眼部位，可以每天按照順時針方向按摩，能有很好的祛濕作用；另外一個是湧泉穴，這個穴位位於腳底部位，每天早晚點按此穴位，每次點按五分鐘，也可以達到祛濕效果。

如果想達到更佳的效果，除了上面的方法之外，我推薦大家服用化濕茶飲。

健脾化濕輕身茶

陳皮15g　蘇梗10g　麥門冬12g　桔梗12g
山楂10g　冰糖適量　鮮薄荷2片　檸檬2片

上述劑量為一日煮水量。以水代茶飲，隔日一次，一個月喝十天，能幫你擺脫之前身體攝入過度調味料導致的濕困狀態。

後來的一天，有位患者來找我看病，她走後我突然覺得她特別像一個人，像誰呢？我想了好久終於想到了，她很像小蕊。

對啊！小蕊已經很久沒有找我看病了，不知道近況如何？我不由得翻開了她的朋友圈。

現在的小蕊似乎變了一個人，恢復了青春靚麗的容貌，之前那些三更半夜吃吃喝喝的照片也沒有了，反而多了一些鍛鍊身體，以及工作和學習的照片。

我想，她的生活回歸正常了。

02 可惡的瘜肉，請你從哪裡來，到哪裡去吧

最近無論是線下門診，還是線上諮詢，關於瘜肉的問題層出不窮。無論男女老少，被瘜肉困擾的真不是少數。其實身體內的瘜肉，不僅僅在胃腸裡，在肺部也經常有，但報告判讀為肺結節。這說法讓人內心一陣痙攣，心底冒出一串問號，莫非是癌的前兆？

瘜肉形成的原因是什麼？

小程今年三十六歲，在北京工作，事業小有成就，沒有吸菸、飲酒等不良生活習慣，但在外打拚熬夜和加班在所難免。前不久他出現了胃脘刺痛的症狀，來到我的門診。經過和他仔細溝通，最終我建議他做個胃鏡和大腸鏡檢查。結果卻把我們都嚇了一跳——胃鏡顯示，有局部的小潰瘍、糜爛、膽汁反流，還有瘜肉，而大腸鏡也顯示有瘜肉。

小程有點不知所措地反覆問我：「李大夫，這是怎麼回事，我這麼年輕，就有了

瘜肉，是不是要變癌？這可怎麼辦呢？」

我再次仔細看了胃鏡、大腸鏡報告和病理，告訴他：「小程，這個瘜肉最近越來越多，不過不用太擔心，這是一個良性的凸起型病變，目前這類疾病發病者越來越年輕化，但一般都不會癌變的。」

小程顯然對我說的不是完全理解，於是我將瘜肉形成的原因給他詳細地說明。

當前胃瘜肉主要有五大成因——

①幽門螺旋桿菌感染導致慢性胃炎。

②長期服用制酸劑。

③膽汁逆流。

④慢性萎縮性胃炎。

⑤其他遺傳因素。

發炎刺激是罪魁禍首，幽門螺旋桿菌感染導致胃炎，上皮細胞過度增生，就會生成增生性瘜肉和腺瘤性瘜肉，所以根除幽門螺旋桿菌感染是治療的重要策略；長期服用制酸劑的患者，胃內處於低酸狀態，會增加胃底腺瘜肉發病率；膽汁逆流會導致發炎，破壞胃內的酸鹼度，產生瘜肉；慢性萎縮性胃炎，上皮細胞增生異常，也會出現瘜肉；還有就是精神刺激內分泌，以及一定的遺傳因素，導致瘜肉產生。

對於大腸瘜肉來說，主要成因是發炎的長期刺激和遺傳因素。當然也和吃一些醃製食物有關，還有就是經常性吸菸飲酒及不良情緒刺激。

當然這些都是瘜肉形成的西醫原因，我覺得小程形成瘜肉的因素可能有幽門螺旋桿菌感染及膽汁逆流，加上不良情緒刺激，包括心神不寧和長期的精神緊張和焦慮。

聽了我的分析，小程若有所思地點點頭。

如何判斷瘜肉是否很嚴重？

很多中醫對瘜肉的形成有自己的獨特見解，他們認為瘜肉主要是氣結和血瘀，也就是當一個人情志不遂，以及飲食不節，導致的身體氣滯血瘀不化，最終會形成瘜肉。其實，治療瘜肉最有效的方法就是切除。

小程聽到自己的瘜肉有可能需要動手術，心裡特別緊張。不過我很快給他吃了「定心丸」——

①瘜肉看大小。大於四公釐的算得上相對較大，你確實有，但已經在做胃鏡的時候切除了。其他的都比較小，成不了氣候。

②瘜肉看形狀。有山丘型和有蒂型，你是山丘型，不過是相對很平坦的，不是頭大型那種，所以，也不用擔心。

③看病理的情況。瘜肉分增生性、腺瘤性和發炎性的。你的胃瘜肉是發炎性的，屬

於不嚴重的。結腸瘜肉是腺瘤性，屬於管狀腺瘤。這個確實有一定的危險性，但是管狀腺瘤是整個腺瘤性瘜肉中最常見、最輕的一種，癌變機率非常小。如果有絨毛狀，危險性就比較高了。

④看你的症狀。如果有便血和排便習慣改變，腹瀉、便祕交替，那也能反映出一些病情。如果這些基本都沒有，就證明一切良好、可控。

小程聽我分析完畢終於鬆了一口氣，我繼續跟他講了一些需要注意的事項。尤其是他最關心的會不會癌變的問題。

瘜肉越大越危險，形狀奇怪的更危險，加之如果瘜肉呈現腺瘤性，那危險機率又大一些。即使這樣癌變的機率也沒有想像得那麼高，而且，過切除可以抑制癌變。

「我的瘜肉切除了，那會不會復發，再長出來呢？」小程還是有些擔心。

「你這個問題問得好，這個是有可能的。當然這和體質、飲食、勞累有關係。如果還是這樣的生活狀態，仍有可能長瘜肉。」

小程沉默了，我能夠感受到他的內心一沉。

瘜肉的診療決策

對於大夫來說，不僅僅是治療疾病，更多的是改變病人的生活狀態，這樣才能體現出醫學的人文關懷，從根本上保障病人的健康。

根據小程的情況，我給了他一個診療決策——

①定期複檢胃鏡、大腸鏡，至少一年得複檢一次。

②如果明年還有瘜肉，可以考慮內視鏡手術，內視鏡黏膜切除術（EMR）或者內視鏡黏膜下剝離術（ESD），這個手術非常管用，對於胃和腸道的癌前病變，都可以根治而痊癒。

③飲食上要少油膩、有營養，要「清淡」，不要「重口味」，深夜食堂和宵夜你要管住自己別去吃了。

④保持好心情，多講笑話，笑話對消化好，哪怕是不那麼高級的段子，也沒關係，只要能會心一笑就好。

⑤不去應酬，給自己減壓，談生意，去球場打個球，腎上腺素一飆升，就更有可能拿下合約，比在酒桌上觥籌交錯時尚得多。

如何防止切除瘜肉復發？

胃瘜肉和大腸瘜肉都不是自限性疾病[3]，它們一旦長了，就不會自己消失，吃啥

3 編註：指在未受外部介入或治療的情況下，自行消失的疾病。

都消失不了。如果瘜肉不夠大，或者為了切除瘜肉後防止復發，我們可以考慮服用湯藥，以便健脾活血、理氣化痰。

防止瘜肉復發方

黨參15g　茯苓15g　炒白朮15g　丹參15g
陳皮12g　砂仁6g　桃仁12g　紅花10g
柴胡12g　法半夏6g　黃芩15g　赤芍15g
紫蘇梗10g　炙甘草6g

注意：
對於胃瘜肉，在「防止瘜肉復發方」的基礎上，可加黃連6g、厚朴10g。
對於大腸道瘜肉，在「防止瘜肉復發方」的基礎上，可加馬齒莧15g、仙鶴草15g。

方劑以疏解少陽樞機為主，益氣活血理氣，改善胃腸道的內環境。

該處方一個月為一個療程，可以根據具體情況服用二～三個療程。

小程看著我給他的方子，以及瞭解了交代他的事項後，跟我握了握手，說：「好的，李大夫，我按你說的做，定期複檢。」

其實，大夫跟患者說的那些話對患者來說是很重要的，我總說，健康是值得我們珍愛的。

什麼是珍愛，珍愛就是付出時間和實踐。只有達成醫病共構，投入時間和實踐，健康才會相伴。

別跟我說沒時間，你重視的事情，一定有時間。健康，不是我們最應該重視的事情嗎？

03 白領一族，你的健康問題堪憂啊

道路千萬條，安全第一條。

行車不規範，親人兩行淚。

電影《流浪地球》裡這句北京市第三區交通委提醒人的話，紅遍了大江南北，也風靡全世界。其實，在我的門診，我也時常對患者這樣說：

治病千萬法，生活第一法。

熬夜又吸菸，親人無言對。

一定要定期複檢胃鏡和病理

早晨，我剛走進診間，排在一號的一個女生就走了進來，坐在我前面的凳子上，一套商務套裝，乾淨而整潔，就是有些面容憔悴。

我看了一眼電腦上的資訊，進行確認：「小劉，對吧？」

她「嗯」了一聲，點點頭。

我問：「哪裡不舒服？」

這句話似乎成了我的日常用語，而且是出現頻率次數最多的一句話。我正在等著小劉述說自己的症狀，結果她卻說：「我沒有病！」

我再次面對小劉，用懷疑的眼神看著她，心想你沒有病掛我的號？難道你是掛錯號了？

小劉似乎從我的眼神中看出了我的懷疑，解釋道：「我在別的好幾家醫院檢查過，很健康，就是覺得有點兒疲累而已！」

「疲累也許是身體其他地方出現病症引起的呢？」我看著小劉。

小劉沒有理睬我，自顧自地說：「我覺得是亞健康[4]慢性疲勞症候群吧？總之，不是更年期，我還年輕，不能是這個病。」

我問：「睡覺怎麼樣？」

「一般吧！經常熬夜玩手機，半夜總會醒來一、兩次，早晨上班的時候卻起不了床，如此反反覆覆……。」

「那你大便怎麼樣？」我再問。

「一般吧！好像正常，又好像不正常，反正就那樣吧！」

4 編註：主要流行於大陸的健康概念，意指一種處於健康和疾病間的臨界狀態。

「飲食怎麼樣？」

「一般吧！」

其實，小劉代表了大部分白領的狀態，這可能就是當下很多辦公室白領的通病。體檢沒啥情況，似乎一切都很健康，但是怎麼也打不起精神來，總感覺很疲勞，而且面色也偏黃，總是在亞健康和健康之間徘徊。到底能否保持健康，就在追求健康的一念之間，也在於這個一念的執著與否。

我給小劉做一個全面檢查，並且詳細地將病症寫出來，但是沒有給開處方，而是給了一些調理的建議。

小劉看我密密麻麻寫了好幾頁，便好奇地問道：「醫生，你寫那麼多，是不是我已經無藥可救了呢？」

我沒有直接回答，而是將我所要告訴小劉的都列印出來給她看。

三條建議——

第一，緩解當前病痛最關鍵，但這不是長久之計。

當我們被病痛折磨的時候，最要緊的是緩解當下的疼痛。比如：胃痛就吃治療胃痛的藥物，便祕就吃治療便祕的藥物。雖然這樣能夠解決當下的問題，但未必能解決長遠的問題，也就是未必能夠治未病，這也不是我們一生所追求的。再說能夠解決當下病痛的藥物，往往會影響從根本上治療疾病。比如身體某個部位疼痛難忍，我們吃了止痛藥，可是止痛藥會隱瞞我們生病的真正原因，完全有可能貽誤治療。我想這個道理大家很清楚。

第二，從病因中找到治未病的辦法。

一個人不會平白無故地生病，生病都是有一定原因的。有的人是外界的原因，比如：天氣變化、他人傳染；有的是內因，自己不懂得規律生活，經常熬夜、酗酒等。當然也有一部分的疾病是家族遺傳的。所以，我們要經常進行體檢，找到生病的原因，這樣不僅可以有針對性地治療疾病，更有可能預知未來可能出現的疾病，從而進行「包圍殲滅」，將一些疾病控制在萌芽狀態。比如，有的人肝不好，長此以往，就有可能得肝癌，那麼從現在開始就得戒菸戒酒。

第三，建立醫病聯盟，才能高效治療。

吃藥是一時的，建立良好的健康秩序才是最重要的。這也是之前我說的，醫病共構聯盟，主訴醫學治療的道理。只有這樣才能更加高效地治療。

規律的生活不可缺少鍛鍊

當我詢問小劉，是不是每天起床之後匆匆忙忙就上班去了，很多時候不吃早餐，即便吃早餐也是亂七八糟塞在嘴裡，甚至連是什麼味道的都沒有嘗出來？小劉點點頭承認我說得對。我接著問小劉，是不是很少進行身體鍛鍊呢？小劉也說是的。

其實，我們每個人每週至少應該進行三次、每次時長為四十五分鐘的身體鍛鍊。只有經常鍛鍊，才能促進新陳代謝，才能有健康的體魄，吃飯的時候才有胃口。如果一個人消化不良，或者便祕，完全可以不用吃藥，透過鍛鍊身體就能解決問題。

當我這樣說的時候，小劉趕緊反駁說，自己沒有時間，每天朝九晚五地上班，下班之後，還得哄孩子，有時候還得在孩子睡著之後起床繼續做白天沒有做完的工作：「我已經累得筋疲力盡了，哪裡有時間進行鍛鍊呢？」

看似小劉說得有道理，當然不僅包括小劉，很多到我這裡就診的患者朋友，當我建議多增加身體鍛鍊的時候，都會理直氣壯地告訴我他自己沒有時間。真的沒有時間嗎？其實不是，那些說自己沒有時間鍛鍊的人，其實有兩個主要的原因——一個是不夠重視，就是沒有將鍛鍊身體看作是多麼重要的事情；二是懶，懶得動彈，懶得鍛鍊。這樣的你身體不生病才怪呢！

所以說，忙碌絕對不是不鍛鍊身體的理由，只要你真正為自己的身體著想，隨時都有時間，隨時都能鍛鍊。

也許這不是某一個患者的錯，現在社會節奏加快，大家熱衷於速食文化，很多人不願意花費更多的時間和精力去思考，而是奉行「拿來主義」，覺得這樣比較省事，結果往往迷失了自己，自己成了別人，而沒有讓自己成為自己。當有一天找不到真正的自己的時候，變得著急、迷茫、焦慮……如此反覆，沒有病也有了病，小病也會變成大病。

我所倡導的健康理念首先是：「良好的心態、適當的運動是治療一切疾病的首選良藥！」所以，對於大部分患者，尤其是胃腸不適、胃腸動力不足導致便祕、消化不良等症狀的患者，我都告訴他們，藥物只占四〇％的作用，首要是運動。我還仔細為他們講述運動的方法和強度，告訴他們選擇喜歡的運動，每週三次，每次至少四十五分鐘，鍛鍊一定要達到出汗的狀態。

小劉聽我這樣說，尷尬笑笑說：「別人不知道是不是有時間進行鍛鍊身體，我覺得我不是懶，而是真的沒有時間，我除了工作之外，其餘的時間都被家庭、孩子、老公占據了。根本沒有屬於自己的時間，就更別提鍛鍊了。」

但我依然堅定地說：「還是太懶了，比你忙百倍、千倍的人多的是。」

為自己沒時間找理由，核心的一點就是對健康的認識不夠。當你不認識健康的重要性，你總能夠找到不去鍛鍊身體的理由。當你認識到健康的重要性，即使遇到天大的困難，也照樣能去鍛鍊身體。我作為醫生也很忙，加班和值夜班是家常便飯，我也上有老下有小，他們也需要我照顧，但是我每週依然堅持鍛鍊身體，風雨無阻。因為我認識到健康對我來說是多麼重要，沒有我的健康，我家裡的「支柱」就可能塌下來了，所以我必須鍛鍊身體，讓我的身體健健康康。

小劉似乎聽明白了，默默點點頭。

忙中偷閒也要喝點工夫茶

無論多忙，也要給自己的心情放個假。這個放假，就是讓自己從忙碌中抽出身來，讓紛繁複雜的內心能夠慢下來、靜下來。

我們經常聽到一句話大概意思是這樣的——我們總是匆匆忙忙趕路，而忘記了我們出發的真正目的。讓自己內心靜下來，我們才能找到真正的自己，找到自己出發的初心。

我們可以安安靜靜閱讀一本書、畫一幅畫、做一套瑜伽，也可以給自己泡一杯工夫茶……。

現在很多白領，就像小劉這樣的人，整天工作在辦公室，時間有限，空間有限，我們要想辦法將這些有限變為無限。為此，我還專程創造了幾個在辦公室鍛鍊身體的動作，這些動作對上班族緩解腸胃不適有良好的效果。如果你的確很懶，那麼不妨在上班的時候泡一杯養胃清腸的養生藥茶，這種茶可以幫助你健脾養胃、理氣養陰。

工夫茶

西洋參15g　枸杞子12g　陳皮10g
桔梗10g　楮實子10g　麥門冬12g

加冰糖適量，代茶飲，
一天一壺當水喝。

其中西洋參是益氣養陰的君藥，是工夫飲的領導，是「醫院院長」；枸杞子配合西洋參可以養血、滋陰、益氣，相當於「高階主管」，有非常重要的職責；陳皮、桔梗和麥門冬都是醫院的「中階主管」，尤其是陳皮，作為「院辦主任」，有溝通協調領導和中階主管的作用；而冰糖和水是要圍繞在藥物之間的，也是主力，但是要在主管和中階主管的調配下，發揮作用。大家一起努力，熱氣騰騰，正好可以讓辦公室的工作人員，補充體力，促進他們的胃腸運動和新陳代謝，完成機體的自我更新。

當然，工夫茶還有備選延伸方案——

①如果容易上火感冒，在工夫茶的基礎上，再加菊花12g、金銀花12g，具有清熱降火的功效。

②如果自己身體總感覺到疲勞，而且偏寒怕冷，就在工夫茶的基礎上，再加入炙黃耆15g、生薑三片，會有益氣溫陽散寒的功效。

③在月經期及前後，如果有經痛症狀，那麼在工夫茶的基礎上，不妨加入紅花10g、大棗三枚，會有活血暖宮的作用。

④如果容易便祕，那麼在工夫茶的基礎上，加入決明子12g、牛蒡子10g，會有潤腸通便的功效。

⑤如果容易著急生氣，那麼工夫茶之中還可以加入蘇梗10g、百合15g，有疏肝解鬱的效果。

⑥如果是愛美的女性，自己臉色較差，在工夫茶中可以加入玳玳花12g、玫瑰花12g，有養血美顏的功效。

以上六種備選延伸方案，可以在工夫茶的基礎上，進行針對性的加減變化。從現在開始，按照我們的建議，動起來，並且把工夫茶泡起來，共同達到健康的狀態。

04 每個人都值得擁有的亞健康調理策略

一個充滿正能量的人給別人的感覺就是不一樣，看到就覺得他很帥，充滿活力，即便年紀有些大，但在他身上看不到歲月的痕跡。

我們不得不面對現實問題。隨著現代社會的發展，每個人都能感覺到一種莫名的壓迫感。有時我從夢中醒來，全身濕透。不光是我，很多人都有過這種經歷。因為交通及資訊的便捷，讓很遠的地方都觸手可及。即便是發生在地球另外一個地方的事情，我們片刻就知道了。資訊的龐雜，有好有壞，進一步影響著我們的情緒。

健康意識才是保養的最佳秘笈

我時常自問，古人的「恬淡虛無，真氣從之」是怎樣做到的呢？是因為古代環境閉塞、消息少，古人才能夠安靜下來？還是由於他們控制力好，使得內心平和？或者是因為他們的環境無污染，飲食更健康，才擁有更完美的身體和心靈？

我想，如果消除認知，把知道的不好的事情忘掉或者清除，這個恐怕做不到，但是模仿古人的飲食習慣、起居方式還是有可能的。

前幾天和老同學相聚，我們聊起了當前人們的亞健康問題。

其實，隨著健康意識的增強，什麼都會定期體檢，這是一個健康的保證，而且非常重要。進行體檢的人越來越多，可見大家已經意識到體檢是預防疾病的重要手段。

美國的名言說：「一盎司（約等於二八．三五克）的預防大於一磅（約等於四五三．五九克）的治療。」

名言說：「治未病，未病先防，既病防變。」

儘管如此，還是有一部分人對體檢的重視程度不夠。試想一下，如果你生病了，治療費用幾千甚至幾萬，那不得不掏錢去買自己的健康。如果沒生病之前，你體檢一下，和醫生聊一聊，按照醫生的策略進行預防疾病，也許幾百塊就控制住了疾病。有幾個人真正算過這筆賬呢？

無形的東西，總是讓人覺得不可靠，其實這裡面蘊含著巨大的價值。

醫生不太愛說話，因為每天說話太多太累，要分析患者的情況，給患者做出診療的建議。這個過程看似很簡單，其實需要多年的經驗，還需要針對患者具體問題進行具體分析，找到最佳的治療方案。

所以，作為醫生，真的很累，但是為了患者的健康，我們不得不迎難而上。

怎麼才能讓我們變得更健康？

我很少參加同學聚會，聚會上聽到最多的，已經不再是誰誰生了什麼病，而是同學們充滿疑惑地詢問我，自己體檢明明各項檢查都是正常的，卻總感覺自己不是很健康。這是怎麼回事？

小清說：「我體檢沒有什麼病，但是為啥總覺得臉上皮膚有一層油，而且臉黃黃的很難看。」

小王說：「每天回家都累得不得了，啥都不想幹，山珍海味放在眼前也沒有什麼胃口。」

小張說：「總覺得腹脹，全身不舒服，疲勞得不得了，來大姨媽也不準。體檢卻說我一切正常，你說奇怪不？」

聽著這些吐槽，之前的學習委員小楊說：「我們的狀態應該屬於亞健康，亞健康將來就會變成不健康，我們要調整好心態，多鍛鍊自己的身體。」

他們七嘴八舌地討論著身體的不適，然後一齊看著我，那架勢，就是要我給他們一個解決的方案。

我覺得很多疾病都是自身造成的，所以在推薦治療方法的時候，我都是從患者自身的角度找原因。這次同學聚會也不例外，我只給他們三條建議。

第一，學會感恩，修煉積極心態。

首先就應該學會感恩，感恩陽光和空氣，感恩生命中遇到的每一個人，微笑面對生活，不要抱怨，讓自己的內心充滿激情和正能量。當擁有這種心態的時候，我們的情緒就會好，心情就會好，免疫力就增強了，疾病還會找上門嗎？

第二，平時一定要運動，這點很關鍵。

之前和小楊私下有過交流，他確實在堅持不懈地進行身體鍛鍊。越來越良好的體檢報告，讓小楊意識到了鍛鍊對身體的重要性，便有了上面的認識和勸誡。當然，運動不是盲目的，要有計畫，還得堅持。

具體有這些方法——

①立刻買一根跳繩帶在身上，或者放在公司，每天給自己五分鐘的運動時間。總是推托說沒空的人，現在就要鞭策自己。

②走路或者騎車上下班，如果離公司很遠，可以提前幾站下地鐵，再騎車或者走路去公司或者回家。養成多走路、多運動的良好習慣。

③減少飲料的攝入，尤其是含糖飲料，以及調味料的攝入要適當，這是對運動效果的保證。

第三，審視自己的食譜，以及飲食習慣。

我們每天都在攝入食物和水分，食物的成分和水一定會對身體產生影響。當然飲食的基本原則就是「皇帝早餐，富人午餐，乞丐晚餐」，對於吃飯時間，以及吃飯方式都要有具體規定，不能想吃就吃，想吃啥就吃啥。

同學聚會變成了診療加班會

作為醫生，我其實不太喜歡同學聚會。一是工作真的太累了，二是往往吃不了幾口飯菜，就不得不放下筷子給同學們望聞問切，給健康上建議。

你看，這不……

針對小清的「皮膚有油」、「皮膚黃黃的」……

我告訴她：「小清，你的濕困很嚴重，這可能是和你平時吃飯口味重有關，而且和攝入的調味料多，以及脾虛不運化也有關，我給你的方案是在前面這三點的基礎上，進行一個食療的調整。」

針對小王回饋的「很累」、「沒有胃口」……

我告訴他：「你的主要問題是氣虛，尤其是脾氣虛，也需要按照前面的三點來做，在該基礎上，我給你配置一個黃耆蒸雞。」

小張說自己「腹脹」、「渾身不舒服」、「疲勞」、「大姨媽也不準」……

我給她的建議是：「你的問題在於氣滯血瘀，還是要調養心情和運動，除此之外，我給你開一個食療方。」

所有的食療方，我建議一週一～三次，不要吃太多次，但也需要保證一定的量，根據嚴重的程度及體質，可以先每週三次，一個月為一個療程，便會有良好的效果。

05 抱怨越多，腸胃病越愛發作

飛行在萬里高空的時候，可以有一個相對獨立的思考時間，沒有了社群網路、通訊軟體，以及電話簡訊的「接踵摩肩」，生活一下子簡單起來了。和以往相比，現在的世界變得很豐富、很精彩，也很無奈。雖然網際網路加強了人與人之間的聯繫，但人也似乎被眾多的繩子牽絆和捆綁著，只是有的長，有的短，不一定什麼時候就會被其中的一條繩子絆倒。

而在飛機上，這些都一下子消失了，我可以靜下心來閱讀和創作，在萬里雲端盡情地釋放自己。

無處安放的心在雲端

從北京飛往溫哥華需要十一個小時，很多人除了吃飯、上廁所、看電影，就是打盹和聊天。我不經意地敲擊著鍵盤，梳理著雲端的糾結和思考。

很多人總覺得心裡空落落的，其實就是心無處安放。我們很多人不知道自己要什麼，究竟想過怎樣的生活。

鄰座的大姐已經在國外定居，言語之間，顯示出內心的失落。生活上悠閒、富足，卻似乎有一個無處安放的靈魂，總是讓她喋喋不休地講起過去的生活，以及來國外以後別人的精彩和別人的慘狀。

這也是我在門診中時常遇到的情景，一些女性患者不斷地埋怨說，兒子老惹她生氣，老公不聽她的安排，老人也不省心。你看看人家鄰居某某，我們怎麼就不能像他們那樣，過上好日子呢？

我為她們感到悲哀，如同《美國心玫瑰情》中，男主角明明有可愛的女兒，有賢慧的妻子，為什麼還在抱怨？難道沒有發現身邊的美好嗎？

那天，我在門診對那位抱怨的患者是這麼說的：「你說兒子不好，老公不好，誰都不好，有沒有考慮過，您對他們好不好？有沒有從自己身上找找原因。快樂來源於哪裡，有三個層次。最低的層次就是競爭式的，總拿別人來比較，看到別人的精彩生活就要把他們比下去，這樣的快樂是一種強加的低層次的快樂，為什麼不為自己活一把呢？」

那天在飛機上，我對旁邊的大姐也這樣說：「滿足自己的內心，才是真實的快樂。你說別人生活得慘，不如你，我覺得人家比你生活得好，人家每天一家三口其樂融融，是為自己而活，不是和別人攀比。」

當得知我是醫生之後，鄰座的大姐立刻轉變話題，諮詢她的慢性胃炎和紛繁複雜的症狀，為什麼吃了很多藥都沒好，怎麼辦？這也相當於是萬米高空的「甫寸門診」了。同樣，在門診來找我看的那位患者朋友，也是胃食道逆流。這些疾病可以兵來將擋，水來土掩。可是，作為深度思考者，我們發現了這些疾病深層次的內涵，從而找到了發病的根本原因。

慢性表淺性胃炎，病理充其量有一個發炎性的改變，查什麼都是陰性，可自己難受得不得了，吃了很多藥，反反覆覆，這是臨床中常見的現象。

我為啥對這個病症很熟悉？因為，我母親就是這樣的患者。說實在的，我這個醫生對自己娘的問題非常重視，開了很多藥，卻收效甚微，這裡面有很多的原因，首當其衝的就是這個「無處安放的心，很難把它安放好。」

我母親為了家庭及兒女們操了一輩子的心，到了該享福的年齡，卻一下子失落了，不知道該幹啥了。

好不容易經過艱苦奮鬥到國外的大姐，及門診遇到的大媽，她們都沒有認真考慮，自己想要什麼樣的生活，都是為了別人而活。無處安放的心在雲端，暫時把這樣的症狀命名為「雲端症候群」吧。

功能性胃腸疾病的治療

如果繼續深挖「雲端症候群」背後深層次的原因，則來自傳統理念的束縛。我們很多人覺得自己心累，就是沒有真正為自己活而導致的，我們為了子女活，為了工作活，唯獨沒有真正為自己活。其實，人這一輩子很短，要做一些自己想做的事情，不要後悔。應該改變一些生活理念，出去旅遊，去一些自己想去的地方，不要把心都放在子女身上。

在門診治療中，我要根據不同情況，表達相應態度。如果是逐漸熟悉起來的患者，我有時候會「當頭棒喝」，甚至罵他們：「誰教你不為自己考慮？」然後，再溫言勸他們多在乎一些自己，想像一下自己想要什麼，要遵從內心，而不是盲目攀比。

「雲端症候群」的常見患者為中年女性，但不僅限於該群人，主要特徵是——各種生化檢查及體檢均無異常，或者少許病變，但也有的患者症狀多得怕人。「雲端症候群」的根本病因在於「無處安放的內心」。

「雲端症候群」症狀在我的門診見到的有：消化不良、口瘡、胃食道逆流、慢性胃炎、大腸激躁症等。

那麼，針對「雲端症候群」應該採取什麼樣的治療策略呢？

①審時度勢撫慰心靈，沒有固定的方法，需要深入內心。具體方法是：第一個讀

書，看像《小婦人》、《簡．愛》這樣的溫情治癒、貼近生活的書籍，放下心中的執念；第二個多思考別人的優點，看到人家好的方面；第三個曬太陽，多在陽光下行走，一方面可以溫補陽氣，另一方面可以潛移默化地讓自己高興起來。

②上述的精神官能症主要症狀表現為急躁易怒、消化不良、大便偏稀、睡眠差、口渴、怕冷、思慮多等。最有效的辦法就是採用「靜心養胃方」。

靜心養胃方

柴胡15g　白芍15g　枳殼10g　桂枝10g
炒白朮15g　茯苓15g　黨參15g　厚朴10g
百合15g　烏藥10g　陳皮10g　炙甘草6g
石斛10g　麥門冬10g　烏梅10g

用張仲景的**四逆散**打底，百合烏藥湯行下焦氣滯，疏解少陽樞機為主，打開門，再促進理氣，這樣可以更好地把身體狀態調整好，從身心兩個方面解決這個問題。

其實，對於身體，雲端是一個美好的旅程，但靈魂可不能經常飄浮，需要安放在內心。身心合一的治療是最佳的方案，同樣也是恢復健康的金鑰。

【NOTE】

第三章

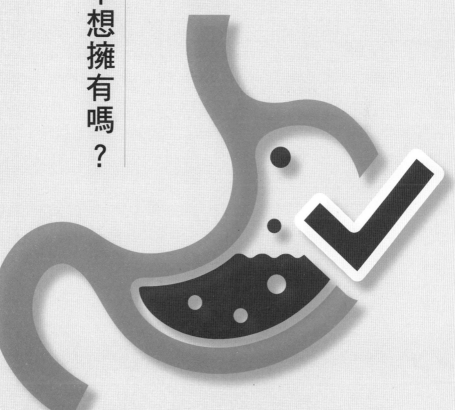

美麗的外表，你難道不想擁有嗎？

01 獨立思考？不！便便已經掌控你的思想

你的大便決定你的思想。

這話一點都不誇張，這是科學界關於腸道微生物研究的結論。

其實，關於腦腸的研究結論，更多的是，腸是第二個大腦，而腦是第二個大腸。

心情和胃腸相互影響。這一點無論中醫還是西醫，都有深刻的研究和實踐。

大便是怎樣左右你的思想的？

一個每天正常排便的人，有一天大便沒有排乾淨，是不是內心會有點抓狂？而大便排出通暢，則神清氣爽，一天心情都很好。這說明你的大便調控了你的心情。

我先問大家一個問題：知道什麼是「茶色的寶石」嗎？

其實，「茶色的寶石」就是正常顏色的大便，也可以稱之為你的「寶石」。因為大便可以反映很多人體健康問題。

當前的動物實驗和醫學研究表明，大腦和大腸有著千絲萬縷的關聯。

這並不突然，早就有很多的徵象暗示了這一切，大腸激躁症就是其中的一個。腦促使胃腸的蠕動變快或者變慢，引起腹瀉或者便祕，而胃腸的運動及腸道的菌群，也會促使帕金森氏症及阿茲海默症等腦部疾患的發作。而且越來越多的疾病，被發現都和腸道菌群相關。

這讓我想起了交感神經和副交感神經的陰陽關係。其實，在身體內，神經系統之間的關係比社會的關係複雜得多。這就像牛郎和織女，他們之間的距離很遠，可是，他們的感情從來不變，不然就不會每年都想見面了。

大腦和大腸，儘管在身體中相互離得很遠，可是，它們的「心」和彼此的愛戀，從來都是透過迷走神經光速般地傳導到對方身邊的。我們雖然看不到，但它們卻璀璨千年。

從中醫的五行上講，木剋土，火生土，心火和脾土有著母子相生的關係。現在，我們用最新發現的理論，證實了千年以前古人的假說，原來，它們真的在一起。

胃腸是第二大腦，大腦是第二胃腸

七〇％的消化疾病都和人們的思慮相關，這也是主訴醫學、醫學人文必須關注的地方。簡單來說，有很多時候，如果大便沒有如約而至，就會有莫名的懊惱，這就是腦腸相互影響的體現。

也可以說，腸道消化不良是一種心病。

我的患者張某經常被消化不良所困擾，之前在其他醫院進行過治療，可最終的效果並不理想。他到我這裡之後，經過詳細的檢查，我發現他的確存在消化不良的情況。引起消化不良的因素很多，他的消化不良不是其他疾病引起的。憑著我的經驗，我認定引起他的消化不良的最關鍵的因素是精神因素。其中，精神緊張、焦慮、抑鬱，甚至恐懼成為引起他消化不良的主因。

當我將原因分析給張某聽的時候，他有些不相信。在他看來，精神或者情緒因素怎麼可能導致自己消化不良呢？他百思不得其解。

其實道理很淺顯。我們人體所有的生理活動都是在神經支配之下完成的，那麼，作為身體不可分割的一部分的腸胃自然也不例外。支配著我們腸胃的主要是交感神經和副交感神經。它們兩者相互配合，又相互壓制，實現平衡才能使腸道暢通，否則可能導致腸胃出現問題。副交感神經的主要作用是促進消化液的分泌，進而促進腸胃運動；而交感神經的主要作用卻是抑制腸道運動，而且在這個過程中容易產生興奮，它越興奮對腸道的運動和分泌的抑制就越厲害，時間長了就容易導致腸胃消化不良。

具體該怎麼治療呢？

這種由精神或情緒因素導致的消化不良叫作**功能性消化不良**。一般來說，對於功能性消化不良，沒必要太擔心。年輕人，出去玩一玩，放鬆心情，有可能自己就好了。千萬不要把本來很輕的疾病想得很重，這樣顧慮重重，不但病好不了，反而會使疾病加重。

大便偏稀更多是因為脾虛

主訴醫學是有物質基礎的。

我們每天的生活和語言交流，就是治療我們的疾病、保持健康的根本。保護自己的大腸、保護自己的大腦、每天得到珍貴的「茶色的寶石」，我們就可以擁有自由的思想和快樂的情緒。

門診中，關於大便常見的問題主要是大便偏稀、偏溏，沒有像香蕉一樣成形，而是像爛泥，怎麼辦？

就像我的患者朋友林某，他最困惑的就是大便偏稀，一天一～三次也算正常，但就是大便不成形。為了排除器質性疾病[1]的可能，我讓他約了大腸鏡，檢查結果基本正常。這只能算是一個功能性腹瀉嗎？也不能這樣定義，應該是一個功能性便溏。

大便為什麼偏稀？從西醫角度來看，其實是腸道菌群的失調，從中醫角度來看，應該是脾虛，尤其是脾陽虛。

1 編註：指腦組織暫時性或永久性的功能障礙，所導致心理與行為的異常。

說到脾虛，就回到了全民脾虛的尷尬。針對脾虛，具體要看嚴重程度，就是症狀的發作次數。其實有一、兩次大便偏稀，說明不了什麼問題，莫要擔心。超過一個星期，就可以考慮進行干預了。

當然，如果是大便味道重，就另當別論了，有可能是脾胃濕熱，以及中醫中所說的「熱結旁流」，不是身體有寒，而是胃腸濕熱、有感染，有髒東西在胃腸道裡了。這時候的腹瀉，是身體啟動了自我保護機制，祛邪外出。

腹瀉大部分是脾陽虛，也有少部分是濕熱，這主要看大便味道重不重。

怎麼調理才能使大便正常？

要想讓自己的大便正常，不妨先從解決「脾陽虛腹瀉」這個問題開始。

第一步，從飲食中找原因。

為什麼大便不成形？一定和吃的相關，往往是吃得油膩、調味料多、喜歡重口味，久而久之，腸道就被慣壞了。那麼解決方案就是，口味要清淡，不能重口味，改變飲食結構。

如果按照第一步做了，還沒有明顯的效果，那麼再執行第二步。

第二步，保持鍛鍊出汗。

在飲食調控的基礎上，鍛鍊、出汗、進行自身調整。每週運動三次，每次出汗四十五分鐘以上。堅持才是勝利。

經過前兩步，大部分大便問題都是可以解決的。如果還沒有解決，就需要第三步藥物治療了。

第三步，藥物治療，實現健脾固腸。

健脾固腸方	黨參15g 茯苓15g 陳皮10g 炒白朮15g 白扁豆10g 山藥10g 車前子15g 砂仁6g 炒薏苡仁15g 桔梗10g 乾薑6g 蓮子10g 紫蘇梗10g 炙甘草10g	中醫湯劑常規煎藥方法服用或者顆粒劑服用，兩週一個療程，共兩個療程。

這個方劑是從經典的**參苓白朮散**變化而來，其中的**四君子湯**和**理中丸**為脾胃益氣溫陽的最核心力量，是針對脾胃虛寒、陽虛的君藥；車前子，利小便以實大便，目的是把水分和濕氣從小便中排走，減少大腸的水分；砂仁就像是吹風機，能吹乾腸道裡的水氣，關鍵是砂仁吹的是熱風，能夠溫暖脾胃，促進益生菌發揮作用，進而讓大便正常起來。其他如桔梗等藥物，就是為了促進胃動力，只有動力充足，脾胃才能運轉自如，讓我們更好地保持健康。

如果經過了這三步還不好，還有糞菌移植的治療方法，就是把正常人的糞便，移植到你的腸道之中，進行環境重建。若不到萬不得已，還是不進行外源性的糞菌移植為好。

總之，正常地排出「茶色的寶石」，是一件非常重要的事情。

02 便便會告訴你，你的健康問題出在哪裡

消化科大夫經常被人送以「人體管道工」的綽號。「人體管道工」最重要的就是保證從口腔到肛門這條管道的通暢，並且讓各個部位各司其職。而大便作為最終產物，彙聚了胃、腸道的很多回饋，是一種不用侵入就可觀察，並以此來判斷消化狀態的最佳方法。

無論中醫西醫，他們都會透過大便形態判斷人體的健康狀態。被奉為經典的「羅馬標準」就詳細介紹了大便的各種形態，用於標準的辨別；中醫被奉為圭臬的《傷寒論》，在整個《辨陽明病脈證並治第八》篇中，都是在圍繞著大便的狀態進行辨證論治的。

對於我們來說，大便的情況就是醫病之間最容易溝通的問題，看得到，容易得。其實，人類對於大便的探索，從沒有停息過腳步，對於腸道菌群，也做過很多的研究。

「大夫，我的大便有血……。」

「這有多長時間了，出現了多少次？」

對於大便的情況，患者小美羞於啟齒，面對我窮追不捨的詢問，漲紅了臉。我只好減慢速度。

「我就看到過一次，之後都沒怎麼看過就沖走了。」

「哦，你沒有養成每天如廁後觀看大便的好習慣。」

「這還是個好習慣？」

「當然啦，這是多麼重要的一件事呀！」

回頭看大便，到底看什麼？

那麼，我們回頭看大便，到底看大便的什麼呢？

主要看這三個方面，簡稱**「三看」**。尤其大便出血更應該懂得這「三看」。

一看，看顏色。看是鮮紅色，還是柏油樣紫紅等顏色。這主要用來判斷出血的位置。如果大便是鮮紅色，則出血部位距離肛門較近，以下消化道出血為主；而大便顏色越黑，則出血處距離肛門越遠，也就越可能是上消化道出血。這是因為，經過消化道的消化吸收作用，大便會逐漸變色。

二看，看衛生紙。血是大便上，還是在衛生紙上？這個主要判斷是腸道出血，還是肛周肛裂、痔瘡的出血。如果僅僅是衛生紙上有血，而大便沒有，很可能就是這兩天大便乾燥引起的痔瘡出血。如果血出現在大便上，也有可能是血量多滴下去的。如果血裹在大便裡面，那很可能就是腸道的問題了，如：腸道發炎、潰瘍性結腸炎，甚至腸道腫瘤等。

三看，看檢驗。用常規糞便檢驗來判斷顏色黑的大便是否真的有出血，主要是看潛血的地方是否有加號，判斷遠端是否出血，就是上消化道有沒有出血。

這就是「三看」，這三種情況說明如廁後回頭或者低頭看一下大便的重要性，它可以幫助你及時掌握身體的病變情況。

大便出血，到底是哪裡出現了問題？

判斷大便出血問題最重要的方法，一個是直腸指診，另一個就是大腸鏡。根據年齡、病程、飲食結構及吸菸飲酒的狀況，我們可以決定是否能透過大腸鏡來評估身體狀況。

如果四十五周歲以上，反覆出現大便有血，頻率是每週三次，吸菸、飲酒十五年，每天吸菸二十支，戒菸半年後又再次吸菸等，就建議做大腸鏡。

如果二十六歲左右，只出現了兩次衛生紙上有血，沒有家族史，可以考慮休息、改變飲食結構後，繼續觀察。

至於怎麼判斷，這需要你的醫生評估後決定。就像你要買房，都沒現場看過，就是聽說，恐怕沒法決定。網上只能告訴你，這個很重要，有一個初步的判斷，沒有辦法針對你的情況進行決策。

以前日本有一種被大家熟知的，可以沖洗肛門的馬桶，令我十分驚歎。不過現在哪裡都有賣的了，而且國內產品的品質也很讚。

醫生建議有痔瘡出血傾向的患者可以考慮專用濕紙巾作為衛生紙。相較於用濕紙巾，對於有痔瘡出血傾向的患者，更好的方式是排便後用水沖洗肛門，因為用水沖洗肛門沒有擠壓和摩擦，更乾淨、更衛生，還舒適。

人體的每個器官都很重要，沒有尊卑貴賤之分，它們默默發揮著各自功能，我們也要愛護它們，感恩它們。有肛門疾患問題的朋友，可以選擇有沖洗功能的馬桶。

消化科醫生箴言：

如廁著急莫慌張，便後回頭細思量。
排便出血分情況，中西合作有良方。

大便出血及痔瘡調理辦法

如何應對大便出血，甫寸門診的建議如下——

①明確診斷，究竟是臨時出血還是長期出血，有沒有可能是痔瘡出血。

②如果是臨時的痔瘡出血，可以考慮用能夠沖洗肛門的免治馬桶，或者是濕紙巾，

減少乾燥的擦拭；也可以去肛腸科進行評估，看是否需要手術治療。對於痔瘡的治療，醫生通常不治療沒有症狀的徵候，也不治療沒有徵候的症狀。就是說，出血了，檢查一看，痔核不大，可以不用手術治療。如果經過檢查，痔核比較大，但是沒有出血這個症狀，也可以不治療，因為保養好更重要。

③保養先要從飲食上多注意。如果為了享受美食不管不顧，口味重，菸酒隨便招呼，那樣誰也拯救不了你的肛門。飲食要清淡，不能重口味。

④對於遠端出血，如：便祕、消化性潰瘍，以及潰瘍性結腸炎等引起的出血，應主要治療原發性疾病。

⑤如果是單純痔瘡出血，或者伴有便祕，不需要手術治療，這樣的大便出血，甫寸醫生給大家推薦口服和外用的方劑使用便可。

痔瘡方（口服方）

蒲公英15g　玄參15g　金銀花15g
陳皮10g　生白朮30g　枳實12g
槐花12g　地榆15g　厚朴10g
馬齒莧15g　紫蘇梗10g　地黃15g
麥門冬12g　太子參15g　白芍15g
炙甘草10g

注意：
口服方劑量翻倍可作為外用方。

方劑中的蒲公英、金銀花，清熱解毒；玄參、地黃、地榆、槐花具有涼血、止血的作用；生白朮健脾潤腸通便；太子參、麥門冬健脾養陰，這幾味藥共同為肛門區域降火增水，會有止血和恢復的作用。

痔瘡方（外用方）

蒲公英30g　玄參30g　金銀花30g　陳皮20g
生白朮60g　枳實24g　槐花24g　地榆30g
厚朴20g　馬齒莧30g　紫蘇梗20g　地黃30g
麥門冬24g　太子參30g　白芍30g
炙甘草20g

煎湯外洗，坐浴。加入更多的水，大鍋煎藥後，溫度保持在攝氏四〇～四二度，整個屁股坐進去，進行熏洗。每天一次，一週是一個療程。

此方法對於局部血液運行、消除發炎、收斂止血具有重要的作用。

按照以上步驟執行，有助於消除難言之隱。

03 瘦子和胖子的煩惱有何不同

世上的鬱悶不過如此。

朋友圈中，有人說「我喝涼水都長肉」，而有人說「我怎麼吃都不胖」，彼此都認為對方是在炫耀。其實，彼此內心的傷痛只有自己知道。

瘦子和胖子的煩惱

姜某是我的老朋友，我們在臨床科研方面合作頗深。姜老弟作為一家企業的副總，應酬在所難免，所以，他儘管年齡比我小，肚子卻比我大很多。每次見到他，我都調侃：「姜老弟，你的存貨不少呀！看樣子，足足有六個月啦！」

姜老弟總是給我一拳說：「老兄，你是消化科大夫，你看我這個肚子，這麼大，我真的吃得不多呀，人家說，喝涼水都長肉，這是實話，我就是這樣。你得幫我想想辦法啊！」

我跟他說：「你這是脾虛！」

姜老弟驚訝道：「啊，我這麼胖還脾虛？不會吧？」

「怎麼不會？脾虛不僅不會變瘦，還會變胖，就像現代醫學說的，有一種胖，叫作營養不良。」

他滿臉驚愕！

坐在我的診間裡的紅某，卻怎麼都長不胖，以至於陪她來的閨蜜都接受不了這個事實。

「大夫，我怎麼都不胖，胃鏡也做了，什麼事沒有，你說，這是怎麼回事呢？」紅某很苦惱。

我說：「我看你應該是脾虛。」

確實，這個是脾虛，準確地講，我們稱之為「胃強脾弱」。胃主收納，脾主吸收消化，就是說胃很強，但是吸收比較差，「酒肉穿腸過」，啥都沒留下。

紅某點點頭，便問：「那我該怎麼辦呢？」

姜某和紅某一胖一瘦，但歸根到底都是同一個病因——脾虛。為啥胖了瘦了都是脾虛？

這就是人體的奇妙之處。

其實勻稱的身體反映的是健康的狀態，飲食平衡才能有健康勻稱的身體。

可以說，我們的身體是吃出來的，你每天吃得什麼樣，日積月累你的身體就表現出什麼樣子。

胖和瘦往往是陰陽失衡、營養不均導致的。比如說，吃肉太多，尤其是紅燒肉和燒烤等，導致有內熱，胃熱則消穀善饑，瘦人多火，會越來越喜歡吃肉，但是也越來越瘦。

而有的人天天吃素，堅持運動也沒見瘦，可能的原因就是——麵食吃得太多，或者是飯菜油太大。

大家以為吃素就是健康，就會瘦，但有的人就吃蔬菜沙拉，還是瘦不下來，因為有一些細節需要考慮：吃菜放多少油？你知道沙拉的熱量有多高，吃蔬菜的時候蘸了多少沙拉醬嗎？

也有可能是體質的原因，有的人天然分泌瘦素（Leptin）太多，或者瘦素太少。這是基因的問題，誰也控制不了，後天雖有影響，但是效果甚微。

減肥與增肥雙向調節法

分析了原因，如何解決姜某和紅某的問題呢？

我給出了「約法五章」的調理方案——「甫寸減肥增肥雙向調節約定書」。

第一，兩人問題的核心都是脾虛。脾虛怎麼應對最佳？運動出汗。

既然脾虛的影響是雙向的，那麼我們需要能夠雙向調節的方式。運動調節就是雙向的，增加運動會讓氣機流暢，促進胃腸蠕動，促進新陳代謝，讓身體在合理的範疇內，補充營養，代謝廢物。

雖然肥胖和偏瘦都是脾虛導致的，都需要運動，但是運動的細節不同，肥胖者最好餐後兩個小時後運動，運動後補充水分但不進食；偏瘦者建議運動後一小時進食，也不能大吃大喝，正常飲食即可。吃飯的時間固定，晚餐晚上六～七點為宜，所以胖人晚上八～九點鍛鍊，或者上午七～八點吃早餐，九～十點運動。可能有人要問了：「李大夫，那時候我正在上班啊！」所以我給你兩個時間段的選擇。你要是天天加班到八、九點，那就可以在上班期間做三件事——

①用小杯子喝水，自己去裝水，起來活動。

②定個鬧鐘，養成做工間操的習慣，每次做十五分鐘，可以做平板支撐，或者跳繩、瑜伽等。

③騎車上下班。大家可以跟我學習，騎車上下班，上下樓不使用電梯，而是爬樓梯。這些都是平時運動的細節。如果你一個也做不到，那就是懶惰在作祟。只有改變理念，養成習慣，才能達到健脾減肥（增肥）的目的。

如果實在沒時間（其實什麼叫沒時間啊？只要是你重視的事情，一定有時間，就看你是否重視了），那我希望你站著辦公或者開會，這樣既能提高辦公效率，又能增強體質。

第二，吃飯絕對是超級重要的。

皇帝早餐，富人午餐，乞丐晚餐——是最核心的原則。皇帝早餐怎麼吃呢？品種多，種類豐富，飲食就會平衡。另外，從這裡可以看出，早餐在一日三餐中是最重要的。很多上班族熬夜玩手機，早晨起得晚，於是拿個路邊攤的包子應付著就匆匆忙忙去上班了，長此以往，營養沒有保障，自然無法擁有勻稱的身材。此外，食材很重要。我們一家很少買衣服和化妝品，但是對於吃飯的花銷，毫不吝嗇。我們專程和朋友一起種菜，或者購買一些有機菜。用自然的味道來養胃，才是最重要的。當然，每個人有每個人的飲食習慣，只要能認真吃飯，把吃飯當成大事、要事來對待，而不是填飽肚子、完成任務，就是好樣的，這樣才能達到飲食健康的目的。

第三，規律起居和控制飲食速度超級重要。

睡得晚，容易胖，也可能瘦，胖是壓力肥，瘦是營養不良。吃飯快會胖的道理，大家耳熟能詳，就是吃得快，飽食中樞感覺到飽的時候，已經吃撐了。睡得很晚，也會導致身體激素分泌異常，出現不均衡的身體變化，偏胖偏瘦都有可能。早睡早起說起來簡單，做起來有點難度，尤其是剛開始，養成習慣就不難了。如果你能堅持每天早晨五點起來做個瑜伽，然後在家吃完自己做的飯，再上班，那就太棒了。如果晚上九點就能入睡那就更好了。「朝五晚九」才是良好的起居習慣。

第四，改變烹飪方式：多吃水煮青菜和蔬菜沙拉。

許多人喜歡爆炒的烹飪方式，這裡面有兩點被我們忽略了——一個是爆炒之後，菜裡的營養丟失了；另一個是爆炒容易油大，看似吃得很素，實際上油脂卻超標了。就和目前一些地方的素齋一樣，仿葷菜、豆製品好吃，但油一定超標了。所以吃素的人也有很胖的，這是因為飲食不均衡，或者油脂攝入太多，但消耗油脂的地方太少。

在均衡營養的基礎上，我推薦大家一些吃蔬菜的方法——

①能生吃的盡量生吃：洗乾淨的有機蔬菜，例如黃瓜、茼蒿，涼拌即可，或者蘸醬，沒一點鹽不好吃，但是，絕不能放太多鹽。我在飯店吃飯也喜歡吃蘸醬菜，只要自己控制好口味，就可以實現清淡飲食，而不是重口味。

②盡量吃新鮮有機蔬菜：將綠葉菜，如菠菜、小油菜等清洗後，鍋內倒水到五公釐高，然後加入橄欖油3~5g，開火。水開了，放入綠葉菜，蓋好鍋蓋，二~三分鐘後關火，燜三分鐘撈出鍋，用筷子夾到盤中，倒少許有機醬油即可。這樣做既好吃，做法又簡單，還保留了營養，符合美食家對青菜的追求。

第五，推薦兩個方劑：減肥和增肥方。

減肥和增肥方，也可以做成代茶飲、膏方及水丸進行補充治療。這只是補充治療，前面講的方法才是最重要的，是根本解決問題的方案。

減肥方

法半夏6g 陳皮10g 太子參15g 茯苓15g
烏梅10g 決明子15g 生山楂12g
神麯10g 絲瓜絡12g 炒薏苡仁30g
黃連6g 蓮子心3g 桔梗10g 炙甘草6g

使用飲片水煎服或者顆粒劑沖服，兩週為一個療程，可以服用三個療程。

這個方子是健脾化濕第一方。這裡面法半夏和陳皮是健脾化濕的先鋒，而太子參具有益氣健脾的作用，茯苓可以淡滲利濕。黃連燥濕，薏苡仁更是化濕的要藥。這些藥物都是化濕的高手，雖然角度不同，但密切配合，再加上具有理氣健脾之功效，可以更好地減肥，把濕氣排出。

增肥方

太子參15g 茯苓15g 炒白朮15g
炒白扁豆10g 陳皮10g 桔梗10g
山藥10g 蓮子10g 砂仁6g（後下）
大棗12g 焦三仙[2]各10g 枳殼10g
當歸10g 白芍12g 炙甘草10g

使用飲片水煎服或者顆粒劑沖服，兩週為一個療程，可以服用三個療程。

2 審定註：焦麥芽、焦山楂、焦神麯。

這個方子是補益脾胃第一方。從**茯苓白朮散**變化而來，其中含了一個**四君子湯**作為君藥，可以起到健脾理氣、溫補脾胃的作用。這裡面山藥、蓮子是健脾理氣的左膀右臂，而白芍、當歸走血分，陰陽雙補，恢復中元的力量，從而達到增肥的目的。

經過甫寸門診的「約法五章」，姜老弟和紅某都實現了自己的願望，該瘦的瘦了，該胖的胖了，身體更勻稱，也更健康了。

他們還將這種健康的「約法五章」傳遞給了他們的同事，讓大家獲得健康的生活方式，把健康的理念傳遞給更多的人。

04 可別不相信，腸胃好的人都很漂亮

小時候，在周圍鄰居眼裡的小美女、小帥哥，長大之後，卻變得越來越憔悴，這到底是怎麼回事呢？

曾經青春年少的容貌怎麼搞丟了？

我覺得主要由下面這些原因引起——

①平時飲食不規律、暴飲暴食、吃得辛辣油膩，經常熬夜，久坐不運動，壓力大、精神緊張、情緒壓抑，所以很容易得腸胃病。針對這樣的人群有什麼好的腸胃保養法？

②脾氣很大，總是控制不住自己的情緒，動不動就生氣發火，因此腸胃病不斷發作。有什麼辦法控制情緒？

③口腔潰瘍經常發作，疼痛難忍，同時臉上也長滿痘痘……是否與腸胃有關係？該如何調理？

④感覺很餓，但一吃就飽了。也有時候吃飯總沒有胃口，且身體很消瘦。怎麼辦？

下班後，我經常做直播，在「好大夫在線」、快手等平臺語音互動解決大家的實際問題。上面這些就是我直播時總能遇到的問題。大家總想著要我給開一個什麼萬能藥方，解決自己出現的任何問題。所以，每次語音互動大家就問我：「李大夫，我這裡不舒服，那裡難受，怎麼辦？」

養胃清腸可以解決現代亞健康所引發的一系列健康問題，比如：長白髮、臉色發黃、長痘痘、有眼袋、口腔潰瘍、口氣重、頭髮少、小腹胖等。

然而，我的回答更多的是，首先要找到出現這些問題的原因。

你的健康我負責，但應以瞭解病情為前提，瞭解越是透徹，解決的辦法越是有效。於是，在互動的過程中，很多粉絲都瞭解了我在連線後的「靈魂五問」：

①「吃飯快不快？飯菜燙不燙？」

②「有沒有吸菸飲酒？」

③「是否熬夜？」

④「著急、生氣、鬱悶、焦慮多不多？」

⑤「有沒有運動的習慣？」

前四項否定，最後一項肯定，是這五個問題的標準答案。這五個標準答案決定了我們的身體是健康的。其實，很多症狀和疾病，都和我們對待生活的態度有關。

大家都知道，焦慮彌漫在生活的各個角落，我們不由自主地被推著往前走。這種焦慮的狀態，會讓人不由自主地想快一些，所以吃飯就會快。吃飯快，意味著可能在飯很燙的時候就吃下去了，而快吃、飯燙是公認的導致胃食道逆流、胃酸逆流、胃灼熱、脹氣的重要原因。

吸菸飲酒的不良影響人盡皆知，這種菸酒刺激對於胃腸及其他健康問題的荼毒，不容忽視。

熬夜越來越被大家所詬病，睡前玩手機是熬夜的主要原因。手機裡的網路世界精彩絕倫，入睡前人們不捨得放下手機，長此以往就顛倒了晝夜。熬夜對內分泌的刺激非常大，最重要的影響就是使胃腸蠕動遲滯，造成消化不良。

至於情緒的波動，無論是著急生氣，還是煩悶焦慮，都是影響胃腸蠕動的重要原因，而胃腸蠕動的核心就是交感神經和副交感神經的相互作用。我們知道，胃腸的物理運動和化學變化，受交感神經和副交感神經的控制。交感神經興奮，就會抑制副交感神經。交感神經與副交感神經的關係類似於中醫陰陽的關係，陰陽對立統一，既相互制約，又相互幫助。對於胃腸來說，副交感神經才是正能量，只有副交感神經興奮，才能促進血清素等神經遞質的生成，刺激胃蛋白酶原（Pepsinogen）的合成，促進胃腸蠕動。而交感神經抑制副交感神經，就會把一系列胃腸蠕動的神經遞質阻斷，什麼時候交感神經興奮，什麼時候我們就處於焦慮狀態。興奮、壓抑及情緒不良造成交感神經興奮。所以，情緒對於胃腸的影響特別巨大。

當然，偶爾焦慮緊張沒關係，如果經常焦慮緊張，副交感神經長期受到抑制，就會導致胃腸出現問題。這裡面一系列的反應，從中醫和西醫的角度，都得到了證實，所以，我們說胃腸是人類的第二大腦，而中醫的思則傷脾、肝鬱脾虛及心脾兩虛都是情緒對胃腸影響的總結。

運動是胃腸蠕動的正向引導。很明顯，生活中我們運動出汗後胃口大開，身體的消耗促進新陳代謝，出汗會讓人胃腸蠕動更快，也吸收得更好。問題在於，現代生活越來越便捷，就把人慣得很懶，這才是這個疾病多發的原因。

從歲月中打撈自己的容顏

每次解釋健康科學原理，我都會講我和患者的故事，讓大家聽故事、看影片，在哈哈大笑中，有所頓悟。比如，宋仲基帥吧，宋慧喬美不？不過不適合給你做老公、老婆，這就是鄰居說這種藥好用，但不適合你的原因。

解決容貌憔悴的問題，可以用「醫病共構心身控制法」。

第一，先要樹立起健康意識。

我在門診中時常對患者解釋科學原理：

「吃飯快、吃燙飯，患胃癌、食道癌風險會增加五倍，夠刺激吧，能記住嗎？」

「吸菸飲酒，同樣能讓疾病纏身，讓各種癌症找上門，能戒掉嗎？」

「你著急生氣，焦慮緊張，擔心的事情就解決啦？」

所以，良好的健康意識是決定身體健康的前提條件，只有樹立健康意識，才能改變情緒，減少吸菸飲酒的次數。總有人說應酬多沒辦法，我想問，有人把刀架在脖子上要你喝酒吸菸嗎？你喝多了、喝醉了，甚至喝到醫院裡了，有了生命危險，你的兄弟們在哪裡呢？你進了醫院對別人沒有影響，但你的健康消失了，甚至你這個人可能就消失了。

我還時常給我的朋友們出點子，談生意的話，請人吃飯，不如請人流汗。比如請別人打球，不僅有利於健康，在運動出汗的同時，腎上腺素飆升，也有助於合約和協定的簽署，何樂而不為呢？另外，打網球和高爾夫球，也加倍有面子，比喝一些名貴的酒好多了，完全可以引領時尚，拓展商業管道。所以樹立健康意識才是根本。

第二，想要胃腸健康，我送給大家幾個關鍵字。

養胃清腸的方法：吃飯要「清淡」，不要「重口味」，多睡美容覺。我在門診和解釋科學原理的影片裡面，講了很多故事，幾乎都強調到了這一點。

不戰而屈人之兵，不藥而療人之疾。這是我門診的核心理念和slogan（口號），也是我和患者共同面對疾病的最重要的方式，所以，平時多運動，培養積極樂觀的心態，就可以化預防治療於無形。

人的一生什麼時候花錢最多呢？美國的研究發現，八〇％的錢花在了ＩＣＵ（加護病房）。為了挽留最後的歲月，人們在醫院的加護病房花費了大量的個人積蓄和國家的衛生經費。如果我們能在平時多對健康投資，就會減少無謂的資金浪費，不讓疾病侵蝕我們的身體和歲月。

躺在ＩＣＵ治療床上的人，毫無生活品質和尊嚴。而平時多去體檢，出去旅遊散心，好好吃飯，可能就不會有進入ＩＣＵ的一天。

在解釋科學原理講座互動的最後，我經常會問大家一個問題：「怎麼對待自己才是真愛？」

大家你看看我，我看看你，一臉茫然。

我的答案是，給運動留足時間。唯有運動才能保持青春，保持健康。

第三，具體情況具體分析。

一、頭髮發黃

我們要知道頭髮發黃的原因：①缺少某些微量元素。當頭髮缺少鐵時會發黃，缺鋅時則無法正常生長和發育。②頭髮毛囊受到影響。每一根頭髮的根部都有一個毛囊，如果毛囊受到某些影響，頭髮就有可能變成黃色。③頭皮會透過毛孔分泌保護頭髮的物質，洗頭過於勤快，或者用鹼性物質洗頭，也有可能導致頭髮變黃。④與飲食有關。飲食不當導致體內產生過多的乳酸、碳酸等，都有可能讓你的頭髮發黃。要想改變這種情況，就得按時作息，勞逸結合，緩解自己的情緒，讓自己保持愉悅的心情。建議多攝入八珍糕、茯苓餅、麥芽糖、紅茶、桂圓、荔枝、榴槤等，以及魚類、鮮奶、雞蛋等。盡量減少燙髮的次數。另外，無論是雨天還是晴天，盡量帶著雨傘，遮擋住腦袋，這樣也是對頭髮的一種保護……。

二、「禿」如其來

以前我們說到禿頭更多想到的是上了年紀的人，可是現在越來越多的年輕人也禿頭了。這是什麼原因造成的呢？一是經常熬夜，且吃一些過於油膩的食物，對身體機能的正常運行是一種破壞，長期積累就有可能導致禿頭。二是精神性脫髮。當一個人的精神壓力過大，情緒過度緊張，人體立毛肌收縮、頭髮直立，自主神經或中樞神經機能發生紊亂，毛囊的毛乳頭發生大改變和營養不良，就會導致毛髮的生長功能受到抑制，毛髮進入休止期而出現脫髮。三是經常抽菸喝酒。吸菸可導致頭皮的微血管收縮，影響血液的供給，導致頭髮的生長遲緩；而經常喝酒，尤其是白酒，會使得頭皮產生熱氣和濕氣，這都會導致脫髮。除了以上原因之外，遺傳、不當燙髮、服用藥物等，都有可能導致脫髮。當我們發現自己有脫髮跡象的時候，需要考慮一下，自己的作息時間是否規律？是否心理壓力大？是否抽菸、喝酒？……如果有以上問題的話要統統改正，以便保住自己的秀髮。飲食上建議多攝入黑芝麻、核桃、炒薏仁粥、桑葚、覆盆子蛋糕、普洱茶、黑枸杞子、榴槤等。

三、出現白髮現象

年輕人出現白髮主要與體質有關係，一般是血熱，最好的辦法就是滋陰涼血。如果經常熬夜、精神壓力大，總有一種力不從心的感覺，這種情況容易出現白髮。有些人的父母是少白頭，自己則遺傳了父母的基因。患有某些疾病也有可能引發白髮，比如患有白癜風等疾病。出現白髮，最好去醫院讓專業醫生檢查一下。要想讓自己的白髮少一些，要調理作息時間、規律飲食，主要多食用富含鐵的食物。建議多攝入上文提到的黑芝麻、核桃、炒薏仁粥、桑葚、黑枸杞子等。當然最重要的一條就是要以積極的心態，笑對生活，讓自己時刻處於樂觀的狀態，這樣對減少白髮有很大幫助。

四、臉上長滿了痘痘

愛美之心人皆有之。可是不少人三不五時臉上長痘痘，嚴重影響社交的自信心。那麼，為什麼會長痘痘呢？長痘痘的原因有很多種，但主要就是皮脂分泌過多、毛囊皮脂腺導管堵塞、細菌感染和發炎反應等。少男少女臉上長痘痘主要是皮脂腺分泌旺盛導致的。怎麼緩解這種情況呢？用溫水洗臉，保持臉部衛生乾淨，減少吃油膩的食物。當臉上有了痘痘的時候不要用手指去擠，這樣容易感染，也容易留下痘印。多吃水果蔬菜，以清淡為主，避免吃過於油膩和辛辣的食物，如高油高糖的甜甜圈、油炸食品、火鍋、辣椒醬等。建議多攝入馬齒莧、金銀花茶、魚腥草、菊花茶、白茶等。另外，不熬夜，按時作息。

五、身體肥胖，尤其是小腹胖

我們身邊有不少肥胖的人，身體其他部位相對還勻稱一些，但小腹胖，小小年紀肚子就像懷孕了一般。這不僅影響形象美觀，更為工作和學習帶來了很大的不方便。出現這種情況的原因就是，社會發展越來越快，物質越來越豐富，大家也變得越來越懶，懶得走路，懶得運動，結果脂肪堆積，使得腹部越來越大。要想改變這種情況，最好的辦法就是管住嘴，邁開腿。在飲食方面要科學飲食，我還是宣導清淡飲食，少吃澱粉質、粽子、高油高糖的甜甜圈、油炸食品等；多吃綠葉青菜、番茄、黃瓜、陽桃等。還得多鍛鍊、多運動，無論是在辦公室，還是在家中，都要創造鍛鍊的機會。哪怕離開座位去趟洗手間也是一種鍛鍊。飯後不要躺下玩手機，不妨下樓沿著社區慢走兩圈，這也是一種鍛鍊。你說是不？

六、反覆口腔潰瘍

反覆口腔潰瘍，常見的原因是自身自體免疫力低下，細菌或病毒乘虛而入，或者是身體缺乏維生素或微量元素，如缺少維生素B和維生素C。缺乏微量元素鐵導致黏膜的脆性增大，不小心咬到就可能導致口腔潰瘍。當然，反覆發作的口腔潰瘍也可能和局部刺激有關係，口腔裡面有殘冠殘根或者是尖銳的牙尖，會導致口腔黏膜出現創傷性潰瘍。經常熬夜，睡眠不好，環境不適宜也容易造成口腔潰瘍。要想緩解反覆的口腔潰瘍，需要少吃辣椒、冰淇淋、孜然羊肉等；多吃點茯苓夾餅、柳丁、火龍果等。可以用蜂蜜水、濃茶水、薑水漱口，這樣口腔潰瘍就能得到很好的改善。日常生活中一定要保持合理的飲食和生活習慣，要多吃一些新鮮的蔬菜和水果，養成早睡早起的好習慣，這樣對緩解口腔潰瘍有良好的效果。

七、容易餓，但一吃就飽，胃口差

出現這種情況的原因是五花八門的，比如消化不良或內分泌失調，且伴隨脾胃虛寒，這時就可能出現容易餓，一吃就飽的狀況，當然也可能是氣血虧損或微量元素流失，出現這種情況最好選擇中藥及食補藥浴等綜合治療。更關鍵的是我們要在日常生活中學會自我調理。注意休息、注意防寒保暖、多喝熱水。合理飲食，禁食辛辣生冷，以食用軟和易消化的食物為主，可以多吃點山楂、青椒、番茄、雞蛋等，盡量少吃年糕、粽子、元宵、月餅等。注意作息規律，勿過度勞累，補充微量元素及鈣片，適當鍛鍊、多曬太陽，提高免疫力、遠離嘈雜環境及杜絕菸酒刺激，保持良好心態、避免情緒緊張。

讓你再次光鮮美麗的方案

當下的都市白領——當然這裡不僅包括女性也包括男性——他們的健康問題越來越嚴重，不是我在這裡危言聳聽，而是有切切實實的依據，比如：禿頭、頭髮枯黃、長痘、大肚腩、大象腿、皮膚發黃、胃痛、口臭及潰瘍等，這些都表明身體已經出現問題，正透過外在的表現來提醒大家注意自己的健康。

我在前面有針對性地給了一些建議，現在有必要再強調幾點：

一、吃自己做的飯菜最放心

很多白領平日懶得做飯，去公司上班自然不帶飯，到吃飯時間的時候就在網上訂外賣，這樣不僅沒有辦法保證飲食的乾淨衛生，更沒有辦法保證營養豐富和均衡。最終，身材被外賣毀了，胃也被外賣毀了。所以，我建議那些有條件的白領，要想保持健康的身體，要自己做飯、帶飯。這樣不僅鍛鍊了自己的廚藝，更是對自己負責任。

週末家人在一起了，不見得非得到外面飯店改善伙食。購買食材，在家做一頓可口的飯菜，不僅衛生有保障，健康也有保障，更利於建立和諧的家庭氛圍。

二、飯只吃八分飽

我們經常聽到一句話：皇帝早餐，富人午餐，乞丐晚餐。也就是說，我們的早餐要吃得好一些，營養足一些，因為這關係到一整天的能量補給。可是現實中卻恰恰相反，有很多人早晨賴床，拖到不能再拖了才急急忙忙去上班，沒有時間吃早餐；中午吃一頓沒有營養的外賣；晚上回家有充足的時間，好好做一頓飯菜，放開肚子吃，直到撐得難以下嚥才停止。加上晚上運動量少，最終食物都變成了脂肪，變成了大肚腩。所以，我建議大家按時吃飯的同時，每餐吃八分飽就可以。「水滿則溢，月盈則虧」。只有飯量適當，才能有健康的身體。

三、運動要長期堅持

健康的身體離不開持續鍛鍊。但是現實中，很多人覺得鍛鍊是一件很麻煩的事情，不得已硬著頭皮去跑步或者做其他運動，通常也很難達到真正的鍛鍊效果。鍛鍊一定要在心情愉悅的情況下，心甘情願地運動。如果很勉強，甚至極不情願，這樣的運動只會增加負擔，與鍛鍊身體、增強免疫沒多大關係。運動時我建議接受專業的訓練，尤其是有將軍肚的那些人，需要正確地進行捲腹運動；如大象腿，需要正確地進行擺腿和抗阻力運動。但現實總有一些人覺得自己身材不好了，便趕緊鍛鍊起來，鍛鍊了幾天看效果不明顯就放棄了；還有一些人看別人鍛鍊，自己也跟著鍛鍊，別人不鍛鍊自己也就不鍛鍊了，這樣怎麼可能擁有健康的身體呢？鍛鍊一定是一個持續的過程，三天打魚兩天曬網是沒有效果的。

可能這樣說，大家覺得我是站著說話不腰疼，甚至會說：「你是醫生，懂得鍛鍊的技巧，輕輕鬆鬆就可以達到效果。我是朝九晚五的上班族，班都加不完，哪裡有時間鍛鍊身體？」

錯！這種想法完全是錯誤的。忙碌絕對不是放棄鍛鍊的理由。

你知道醫生有多忙嗎？

拿我自己來舉例。我不是外科，可就算是內科，也是臨床科研兩不誤，教學論文都要抓，要問李博哪裡去，門診病房奔波路。加班是家常便飯，下不了班也是常態。但我依然堅持鍛鍊身體，因為我善於協調時間，並且重視身體鍛鍊。

我覺得很有必要將我協調時間的辦法告訴大家，這也許對大家會有一定的啟發。

具體怎麼執行呢？

第一，高度重視鍛鍊。如果自律性差的話，辦一個健身卡，雇一個私人教練，花錢讓他督促你。帶孩子的可以做親子瑜伽，或者共同運動。

第二，多走路。之前，我上班的單位距離我家十二公里，我騎車上班一年多，騎車還有個好處是準時，不堵車。如果您家距離公司三十公里，那可以坐公車、地鐵，還有五站距離的時候，下車，走或者跑步到公司。在公司放一雙皮鞋和上班的衣服，路上穿運動鞋運動服。

第三，能走路的時候，不坐電梯。喝水的杯子小一些，經常給自己裝水，而不是指派秘書去。

第四，做工間操，或者買一根跳繩，養成上午十點、下午三點跳繩的好習慣。

第五，和同事比賽平板支撐，形成你追我趕的氛圍。參加公司組織的瑜伽和健步走活動，養成運動的習慣和愛好。

如何透過藥物調理恢復青春容顏？

想恢復青春容顏，還是有辦法的，但是很多人由於方法不當，或者是沒有堅持，最終在沒有看到效果之前就放棄了。根據我的經驗給大家推薦我們的專業處方：

健脾養生工夫飲

太子參15g　桔梗10g　麥門冬12g
西洋參5g　枸杞子10g　陳皮10g
紫蘇梗10g

加冰糖適量代茶飲，一天一壺當水喝，有健脾養胃、理氣養陰的功效。

在上面處方的基礎上加入其他藥物，也可以有針對性地治療我們本章提到的一些疾病。

比如：

- 治療頭髮黃和頭髮白，可以加黑芝麻10g、蓮子10g、紅棗五枚，有助於補脾腎、養髮。
- 治療痤瘡長痘，可以加金銀花12g、菊花10g，能幫助清火化毒。
- 治療將軍肚、大象腿，可以加桔梗10g、茯苓15g、豬苓10g，會有健脾化濕、利水減肥的效果。
- 治療反覆發作的口腔潰瘍，可以加黃連6g、肉桂6g、砂仁6g、黃柏6g，有助於寒熱平調。
- 治療胃口差，一吃就飽，可以加山楂12g、麥芽15g，會有開胃健脾的功效。

除了這些，還有一些常見的情況，也可以進行針對性的調整。

比如：

- 如果出現痛經症狀，需要活血暖宮，可以加紅花10g、大棗三枚。
- 如果感冒了、上火了，需要清熱降火，可以加上菊花12g、金銀花12g。
- 如果經常便祕，那就需要潤腸通便，可以加入決明子12g、牛蒡子10g。

- 如果容易生氣，而且經常生氣，則需要疏肝解鬱，可以加入蘇梗10g、百合15g。
- 如果總感覺到身體很疲憊，而且怕寒怕冷，需要益氣溫陽散寒，就得加上炙黃耆15g、生薑三片。
- 如果女性面容憔悴、黯淡無光，需要養血美顏，就需要加入玳玳花12g、玫瑰花12g。

需要特別強調的是，藥物不宜長期使用，需要在專業醫生和藥師指導下進行體質調整。另外，這些針對症狀的代茶飲，飲用一週沒有任何好轉，需要及早到醫院就診，進行常規檢查，例如：血液常規檢查、尿液常規檢查，以及肝腎功能檢查、血液生化檢查，還需要專業醫生的評估，進行胃鏡、大腸鏡及超音波、MRI（磁振造影）的進一步檢查。

當然，如果沒有器質性疾病，只是現代亞健康疲勞症候群，那麼用我告訴大家的方法，按照具體的步驟實施，就可以得到改善。

女性如何正確排毒？

排毒的神話歷久不衰。

小賈來我門診，剛進門就說：「大夫，我處於亞健康狀態，身體檢查沒什麼問題，可就是打不起精神來，而且臉上時常長痘痘，皮膚乾黃。體檢發現，血脂高、尿酸高，就差血糖也高了。」

小賈邊說，邊從挎包中掏出很多藥品：「你看，李大夫，這些都是通訊軟體公眾號推薦的排毒產品，我用了這些也沒有效果，你說，我是不是宿便太多了，身體的濕毒排不出來呢？」

我掃了一眼令人眼花繚亂的排毒產品，仔細閱讀說明書，發現其中的邏輯多有矛盾，讓人啼笑皆非。

我說：「小賈，你已經被這些產品的商家洗腦了。在排毒之前，我想跟你說的是，中醫和西醫都不存在『宿便』和『排毒』的說法，這些都是假議題。」

「糞便的形成也是需要時間的，要經過一夜的吸收和腸道的加工。所以，大便早晨排出，本身就經過了一宿，大便就是大便，而不是宿便。強調宿便，主要是指大便在身體內停留的時間過長。實際上，食物殘渣最終形成糞便，不宜時間過長，但是也不能時間太短。」

「『出入廢則神機化滅，升降息則氣立孤危』，就是說，身體的新陳代謝很重要。我們每天都和大自然進行物質交換，這就是一個新舊的更替，哪裡來的毒？在中醫中，有一個著名的概念是『清熱解毒』，指的是身體內有熱毒，這個毒是病理狀態下的，正常人是沒有毒的，所以，不能泛化毒的概念。」

小賈若有所思地說：「李大夫，你說得對。但是像我的這種情況算什麼呢？怎麼辦呢？」

「你的這種情況屬於代謝症候群，代謝出了問題，所以你是『二高』，接近『三高』了。」

中醫認為濕困中焦導致氣機不暢，大便排出不夠通暢，身體內陳舊物留存時間過長，使得皮膚長痘。解決的方法不是排毒，而是促進身體的新陳代謝。

那麼，如何促進新陳代謝，輕鬆「排毒」呢？

第一步，出汗。出汗的方式很多，運動出汗最好。身體強壯的人運動強度可以大一些；如果身體虛弱，可以強度少一些。

第二步，攝入的熱量適度，營養均衡。高油高糖的食物少吃。食用過度烹飪和重口味的食物也是身體的災難。

第三步，建議採用健脾代謝方。

健脾代謝方

法半夏6g　陳皮10g　茯苓15g　枳實12g

炒白朮15g　厚朴10g　黃連6g　竹茹12g

紫蘇梗10g　瓜蔞12g　太子參12g

桔梗10g　佛手10g　炙甘草6g

七～十四劑為一個療程。

整體以**二陳湯**和**小陷胸湯**為主要力量，加上太子參和桔梗，能促進新陳代謝，保持氣血運轉正常。

代謝症候群有時候和基因相關。有人吃肉吃得多，但是指標正常；而有的人不太吃肉，還是血脂高。所以，如果我們的身體代謝一般，那就要多運動，並輔以少量藥物來治療。

【NOTE】

第四章

腸胃病怎麼治療?慢病快治!

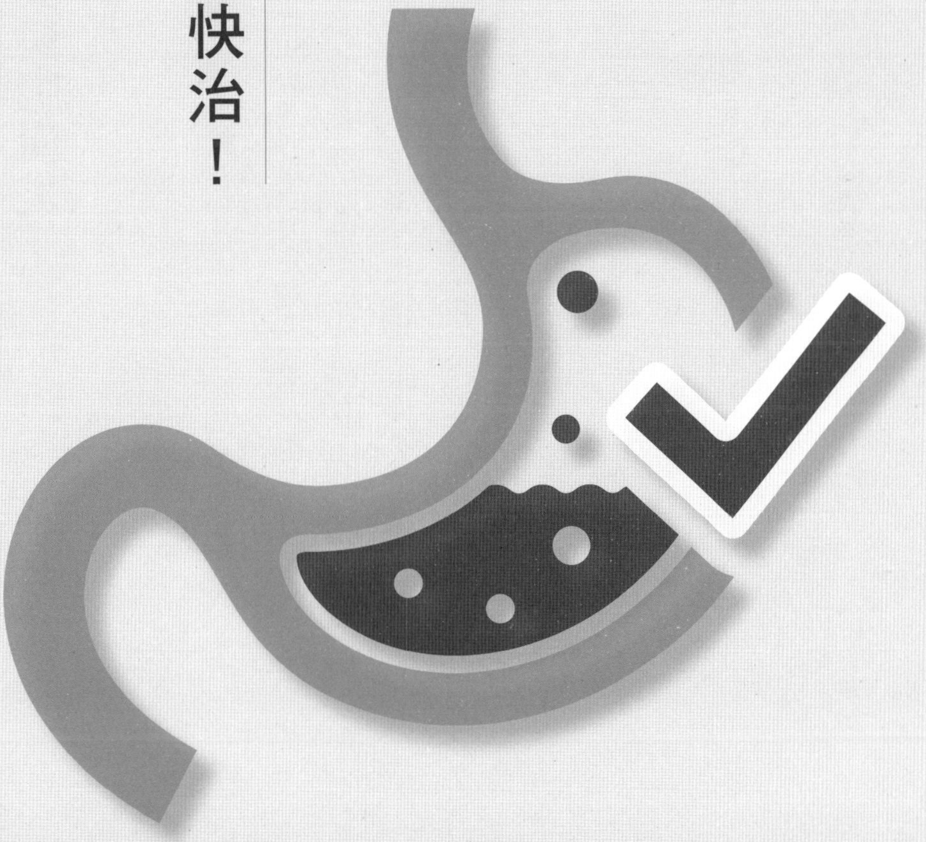

01 如何準確判斷胃炎與膽囊炎

今早上班，研究所的同事小吳捂著肚子來到我的辦公室：「李大夫，我胃痛，快救救我！」我立刻讓她躺在沙發上，見她手捂著的位置在肚臍的右上方。

小吳接著說：「李大夫，以前我經常胃痛，吃點藥就會好，你看你有穴位刺激的方法嗎？我的實驗還在進行呢，昨晚到了實驗關鍵的時候，我一晚上沒回家。」

我按壓了小吳的腹部，以及右脅下面的點，跟她說：「你這個可能不是胃痛，而是膽囊發炎，有可能有膽結石。」

「啊？不會吧？不過，確實之前做過胃鏡，沒什麼問題，我一直以為是胃痙攣呢，那怎麼辦？」

「我給你開一個超音波和驗血，你檢查一下。」

「那我的實驗……。」

「快去，身體重要，實驗讓你的同事盯著。」

「對了，你吃早點了嗎？」

「李大夫，我從來不吃早點，或者說很少吃。」

「哦，其實，你可能患有的膽囊炎，就是你不吃早點造成的。」

早餐是膽囊的守護神

門診就像是看電影，不同的劇情，演繹著不同的人生。病情和人的性格雜糅在一起，演繹不同的精彩和無奈。

我依然記得當年考上醫科大學去報到的時候，在我們村口，舅媽拉著我的手叮嚀我的話：「好好念書啊，當個醫生不容易。好好學學治療膽結石的方法，幫舅媽想想辦法，看吃什麼藥能把石頭排出來。」

我鄭重地點了點頭，從此記在心上。上大學的第一年，就把消化科的解剖知識好好學習了一下。

客觀地說，那個時候，我才真正瞭解膽汁和膽囊是怎麼回事。

簡單而言，膽囊的命名是因為當時人們發現膽汁在膽囊裡。實際上，膽囊並不產生膽汁，只是膽汁臨時居住的地方。膽汁是肝臟分泌的，臨時匯總在膽囊，在需要的時候，通過膽管匯入十二指腸，參加消化過程中油脂的分解和吸收。

明白了這個，就知道了為什麼不吃早點對身體非常不好，甚至容易得膽囊炎、膽結石、肝炎了。

夜間膽汁開始分泌，儲藏到膽囊，早晨我們進食一些油脂性的食物，例如雞蛋等，膽汁受到召喚，立刻就從膽囊進入十二指腸，發揮它的功效，分解油脂性物質，轉化成人體必需的營養。

如果不吃早餐，膽汁沒有用武之地，繼續留在膽囊裡睡覺，就會滯留，形成膽汁瘀積。

每天早晨都不吃早餐，膽汁一直都悶在膽囊中，沒有流動起來，時間長了成為異物，導致發炎，形成膽囊炎。如果流動性差，也可能形成膽結石。肝臟分泌的膽汁排泄不出來，滯留在肝臟中，也會形成膽汁瘀積型肝炎，甚至肝硬化。

所以，吃早餐是非常重要的事情，而沒有規律的早餐，就是膽汁瘀積、膽囊炎、膽結石首要的病因。

我的印象中，舅媽幾乎從來不吃早餐。

任何疾病的形成不是一朝一夕的，往往背後都有很多不良的生活習慣。

那麼，不吃早飯肯定會得膽囊炎嗎？

如果不吃早餐，尤其是經常不吃早餐，得膽囊疾病的機率就比別人高出很多。如果還有別的因素，那就更容易患上膽囊疾病了。這個病因中醫認為就是飲食不節導致的脾胃虛弱，形成了膽汁瘀積的潛在狀態。

舅媽平時口味很重，同時，油脂性的東西進食得比較多，吃的多為肥甘厚味之物，這也是她患上膽囊炎的原因之一。而中醫認為，肥甘厚味生濕，濕熱互結，薰蒸膽汁就會全身發黃，究其原因，就是因為油脂性物質的無節制攝取，引起了膽汁分泌異常。不吃早點，不分泌膽汁也不好；如果油脂性物質攝取太多，也會造成膽汁分泌異常，過猶不及，所以掌握飲食平衡最重要。

聽老家人說，舅媽的生活經歷比較坎坷，性格內向，心中的苦悶也不善於向別人傾訴，這也是她患上膽囊炎的原因之一。當一個人抑鬱的時候，血清素和多巴胺的分泌受到干擾，這種重要的神經傳導物質（Neurotransmitters），對消化系統，尤其是肝臟的膽汁分泌及膽囊的儲存功能有著重要的影響，心情抑鬱時間久了，就會導致神經傳導物質的負回饋，間接影響膽汁的分泌和排出。

中醫認為這種狀態是肝鬱氣滯，是中醫「黃疸」病的首發原因。肝鬱氣滯，濕熱薰蒸，脾胃消化能力下降，就會出現膽汁疏瀉不利，並且出現膽汁瘀積、膽囊炎和膽結石。

可見，如果不吃早餐、口味過重、性格內向，這三個因素容易形成這三種疾病。透過我對舅媽生活經歷的瞭解，我逐漸明白，由此非常感慨，就寫了一段微博，這段文字引起了很多膽囊炎老患者及其他疾病患者的共鳴。

「疾病就是你的命。到哪裡治的效果都不好，我這病就沒得醫了嗎？患者的焦慮刻在眉間裡。不得不說，一方面，許多疾病命中註定，是基因決定的，來自爹媽的饋贈；另一方面，是習慣和心態。作為醫生的責任是：①告訴你要客觀面對現實；②教會你應對未來；③幫助你和疾病共存。」

舅媽看了很長時間的膽囊炎，希望能有一種藥徹底把膽結石、膽囊炎及膽汁瘀積治好。這個願望也是每一個患者的願望。實際上，很多疾病有可能是自己的基因決定的，還有就是自己的心態和習慣。

醫生的職責，就在於分析當前的狀態，弄清膽囊炎、膽汁瘀積和膽結石如何應對，並教會患者如何和疾病共存。其實這三種疾病只要合理地管理，不發作，或者少發作，就是一種最佳的狀態。

膽汁瘀積、膽囊炎和膽結石的關係

我給舅媽打了電話，她以為我為她找到了靈丹妙藥，舅媽高興得不得了：「沒有白疼你，舅媽的膽結石有救了。」

當我給舅媽分析了上面的原因之後，她似乎有些失望，不過，還是認可了我的說法，說：「確實，這是你舅媽的命。」

「別擔心，舅媽，只要你能做到我跟你說的那三點就可以。」

「我這裡不只是膽結石，還有膽囊炎和膽汁瘀積，是不是三種病比單純一個膽結石要更嚴重？」

這三種疾病的名稱不同，但是密切相關。

膽汁瘀積簡稱「淤膽」，是由膽汁生成障礙和膽汁流動障礙所致的一組疾病共同的臨床症狀，又名膽汁瘀積症。

膽汁從肝細胞到十二指腸一路行走，任何一個地方出現「塞車」，都會形成膽流障礙，可發生在從肝細胞、膽小管到壺腹（Vater，膽總管最後斜穿十二指腸降部後內側壁，在此與胰管匯合，形成略膨大的肝胰壺腹）整個通路中的任何一處。臨床上區別肝內與肝外的原因是很重要的。

最常見的肝內原因是病毒性肝炎或其他肝炎，藥物中毒性和酒精性肝病。較少見的原因包括原發性膽汁性膽管炎、孕期膽汁瘀積、轉移性肝癌，以及其他一些不常見的疾病。

肝外原因所致的膽汁瘀積常見於膽總管結石或胰管癌。其他不常見的原因包括膽管良性狹窄（常與以前的外科手術有關）、膽管癌、胰腺炎或胰腺假性囊腫及硬化性膽管炎。更細緻的原因有肝竇基側膜和毛細膽管膜改變、細胞骨架改變、膽汁分泌調節異常、細胞旁的通透性增加、毛細膽管和肝內膽管阻塞。

膽囊炎是較常見的疾病，往往和膽結石一起發作，也可以獨立成病，發病率較高。根據其臨床表現和臨床經歷，又可分為急性的和慢性的兩種類型，常與膽石症合併存在。慢性膽囊炎可以由急性膽囊炎轉變而來，也可能是急性膽囊炎的病因。

疼痛劇烈，往往有膽結石等梗阻，也是中醫認為的不通則痛，而沒有梗阻的，往往疼痛不劇烈。

右上腹劇痛或絞痛，多為結石或寄生蟲嵌頓梗阻膽囊頸部所致的急性膽囊炎，疼痛常突然發作，十分劇烈，或呈現絞痛樣。患有膽囊炎時，右上腹疼痛一般不劇烈，多為持續性脹痛，隨著膽囊發炎的發展，疼痛亦可加重，疼痛呈現放射性，最常見的放射部位是右肩部和右肩胛骨下角等處。

膽囊結石主要見於成人，女性多於男性，四十歲後發病率隨年齡增長而增高。結石為膽固醇結石或以膽固醇為主的混合性結石和黑色膽色素結石。

三者的基本病因一致，也可以互為病因，在人體上的關係可以畫一個圖表示。三種疾病是三個圓圈，每個人可以單獨有其中的一種疾病，也可能有其中的任意兩種疾病，還有可能三種疾病集於一身。

疾病的診斷

舅媽被診斷為膽結石是板上釘釘的事情。診斷膽結石很容易，超音波就看得很清楚，而且可以知道在什麼位置，大致的性質。那麼，其他的診斷如何進行呢？

舅媽有皮膚瘙癢，而且有黃疸，但並不明顯。

膽汁瘀積可能有黃疸，但黃疸不一定是膽汁瘀積，還可能是肝細胞性黃疸和溶血性黃疸。

最終診斷結果要從實驗室檢測及輔助檢查來判斷。如果膽紅素升高；血清鹼性磷酸酶升高；肝功能異常（因為膽汁瘀積最具特徵的就是肝功能異常），而且通常首先出現異常；這幾項在肝功能檢測中就有，而且檢測數值升高就可以判斷確診了。

膽囊炎疼痛的位置比較特殊，很多疾病的疼痛都可能和這個地方相關。別以為自己平時是膽囊炎，這次發作肯定也是膽囊炎，疾病就是這麼任性，很多時候不按常理出牌。例如特徵性的右上腹痛，除了可能患有膽囊炎，還可能是急性胰腺炎、右下肺炎、急性胸膜炎、胸腹部帶狀皰疹早期、急性心肌梗塞和急性闌尾炎等。

而對於慢性膽囊炎來說，和它類似的疾病有消化性潰瘍、慢性胃炎、胃消化不良、慢性病毒性肝炎、胃腸神經官能症和慢性泌尿道感染。

舅媽那時候經常鬧肚子疼，也曾經懷疑過患有心肌梗塞、胃炎等，後來逐步做了心臟的檢查及胃鏡等，才排除了其他的疾病，定位在了膽囊。

就跟我的同事小吳一樣，一開始都認為她是胃炎，因為胃炎的情況在日常生活中更多見，所以，大家都往這個方面思考。

舅媽是膽囊疾病的典型患者，符合三條病因，有膽汁瘀積的表現，後來形成了膽結石，再後來又形成了膽囊炎，膽囊炎急性發作過，目前是慢性膽囊炎階段。

膽囊疾病的治療

「那你看我這個疾病怎麼治療比較好？我吃過太多的藥了，總是反反覆覆。」

舅媽的聲音透過電話傳來，我彷彿看到了她緊鎖的眉頭。

「我梳理一下您疾病的歷史，和當前的情況，咱們該這樣應對。首先，舅媽，你這個疾病可以不治療。」

「啊，你別騙我，怎麼可以不治療呢？」

「因為您現在沒有症狀，處於平靜的時期。」

「那這個疾病會不會再發作？」

「因為有膽結石，很有可能會再發作。」

「就沒有根治的方法？」

「其實這個問題不好回答。首先是膽汁瘀積的情況。如果舅媽您僅僅是膽汁瘀積，沒有結石或者膽囊炎，可以不治療，因為沒有太大的危害，如果有症狀影響到了生活，可以考慮使用利膽藥，使用去氧熊膽酸。如果有膽囊結石，那主要的策略就是治療膽結石、膽囊炎，這個病因祛除了，膽汁瘀積也就好了。對於膽囊炎的處理，我想舅媽您也很清楚了。」

「打針輸液就會好？」

「哪有這麼簡單的？舅媽您應該知道疾病的治療不是僅僅靠打針吃藥就能好的，多方面的綜合治療才是真道理。其實等膽囊炎恢復之後，您的疾病關鍵在於治療膽囊結石。」

「膽囊結石能不能根治呢？」

我肯定地回答舅媽：「能！」

治療膽囊結石方法是有創的，並且治療手段本身會帶來併發症和不良反應，目前還沒有一種手術方法可以做到萬無一失。所以，我們就要考慮一下，治療膽囊結石要不要挨上一刀。

很多膽囊結石，不需要手術治療。這也是和疾病共存的理念，是中醫文化中「和」的思想精髓。

化敵為友，或者和諧共處，是很多疾病治療的思路，從腫瘤到細菌和抗生素，以及心衰的治療。如果能夠保持一種平靜的心態，允許身體的不完美，那完全可以生活得更好。我們也不必糾結於每天都在和疾病做鬥爭，放鬆心情，和疾病共處。不過，如果膽結石和膽囊炎發作的頻率較多，一年發作了三、四次，那還是考慮切除吧！

而在和這個疾病共處的過程中，中醫藥可以發揮更重要的作用。

舅媽的情況經過綜合治療，已經得到了好轉，甚至是痊癒，我也可以把這個方案挪移給我的同事小吳身上。

還是回到文章開頭的病例。小吳的化驗結果很快回來了，果然，超音波和血液檢查結果都顯示他患有膽結石和膽囊炎，回顧小吳的工作經歷可以斷定，疾病正是工作操勞及長期不吃早點導致的結果。

看著小吳安靜下來，我給她講了膽囊炎治療的原則和方法——

①安排好生活和學習，不要把自己搞得很累，心態平穩是治療、恢復和預防膽囊炎的關鍵。

②一定要認真吃早餐，早餐不僅要吃飽，還要吃出品質，不能隨便對付。

③急性發作時期，要積極抗感染，控制發炎。如果發作次數多，必要的話，需要切除膽囊。

在平時慢性期，以及膽囊周邊不舒服的時候，可以選用下面方法：

清膽養胃方

柴胡15g　白芍15g　枳殼12g　炒白朮15g
法半夏9g　陳皮12g　茯苓15g　黃連6g
竹茹10g　枳實10g　金錢草15g　白薇10g
厚朴10g　炙甘草6g

處方中使用了**黃連溫膽湯**、**四逆散**。「清膽養胃方」是治療各種膽囊疾病的首選基本處方。這也是我給舅媽長期調理的首選方劑。名為溫膽，實則清膽。基本處方以中醫的「**二陳湯**」為底，二陳湯是中醫化濕第一基本處方。

構成了中醫治療膽囊疾病的核心梯隊，其中，法半夏、陳皮、茯苓是化濕的最佳組合，治療疾病的根本，黃連為臣藥，輔助化濕並且兼有清熱解毒的作用，竹茹和枳實是藥物發動作用的動力，也就是這個藥物團隊的「跑腿」的；四逆散用來疏解少陽，促進新陳代謝，而炙甘草作為使藥，起到調和各個藥物的作用，就是一個「聯絡人」，也是整個方劑的「秘書」。這個團隊的作用就是透過化濕清熱理氣的協同，緩解膽汁瘀積。

「吃這個藥不能徹底好嗎？」大家最關心這個問題。

「不能，因為你還有膽結石。」

「那怎麼辦？」

「如果能和膽結石和平共處，膽囊炎不發作的話，用『清膽養胃方』就行。如果出現膽結石併急性膽囊炎，中醫的方案是加用大柴胡湯，這是另一個『治療團隊』，是中醫治療膽囊炎急症的『快速反應部隊』。」

經過這些治療，部分患者可以根本治癒，因為一部分比較小的，如一公分以下的、不太黏滯的小結石，可以在藥物和自身的努力下，通透過消化道排出體外，當然這需要根據每個人的情況來看。

另一部分患者沒法實現藥物排石的目標，那麼，這部分患者服用中藥的目的就是緩解症狀，舅媽和我的同事就是要達到這個目的。雖然經過多次治療，透過中醫藥的手段，沒有達到把結石排出的目標，但是，大家已經明白這個疾病的前前後後，並決定安心和結石和平共處下去。

其實很多時候，臨床治癒是非常難得和幸運的一件事情。然而，治癒不常有，總是去緩解，是臨床的常態。患者要掌握和疾病共處的藝術，調整心態慢慢欣賞。

02 肝的問題可能出現在脾上

在我的病人中有一對老夫婦。女主人姓張，我們姑且叫她張阿姨，她和老伴一起來找我看病。

此肝非彼肝

張阿姨體型很胖，眉頭緊鎖，從與她交流可以判斷出，她是一個極為容易發火的人，而且從她之前的體檢單上我發現，她身患多種疾病，如：甲狀腺結節、乳腺增生、子宮肌瘤。

我給張阿姨做了全面檢查，然後告訴她：「您這是肝的問題，肝氣鬱滯，肝經循行不利，氣滯血瘀導致的。」

給張阿姨做完診斷時，她老伴就坐在我面前，讓我再給他診斷。我先對大爺進行了問診。他身體肥胖，經常喝酒，有脂肪肝，皮膚油油的，大便黏膩。

我還沒有診斷結束，張阿姨老伴就很著急地問我：「我不會也是肝的問題吧？」

我說：「您的脂肪肝其實是中醫中『脾』的問題，由於脾虛濕困，導致濕氣停滯，出現脂肪堆積，大便黏膩。」

所以，認識不同的解剖體系，才能更好地理解健康的內涵。

我們經常說「我心想」，仔細想一想，真的是「心」在想嗎？明明是「我腦在想」啊！因為中醫所提到的「心」所指範圍比心臟的範圍大。同樣，中醫的「脾」是消化系統的代稱；中醫的「肺」是指整個呼吸系統。

為什麼會出現這些問題呢？這是因為西方解剖學傳進來的時候，在翻譯 liver、heart、spleen、lung、kidney 的時候借用了中醫的「肝」「心」「脾」「肺」「腎」。

可見，不同的劃分體系，使用不同的行政編碼，醫生要從相應的角度，選擇最佳的診療方案。

少陽就是人體的樞紐

按照臟腑來分，五臟就是核心體系。從中醫傷寒理論來分，三陽三陰就是六經，從六個部分劃分。

按照中醫六經辨證六個維度，第三維是少陽。少陽就是樞，是門軸。

人最重要的就是新陳代謝，無論中醫西醫，都有相應的描述，而六經中的「少陽」最為重要的一點，就是承擔了門軸的作用，保證了「出入廢則神機化滅，升降息則氣立孤危」的順利執行。

對於一個屋子或者人體的陽面來說，門外為表，為太陽，而門內為裡，為陽明，少陽是門，也是窗戶，可以交換物質，一般最重要的是從門走，而萬不得已，從窗戶也可以；屋子及人體的陰面，就是太陰、少陰和厥陰。

其實，不用管這些具體的名字，它們都是人體的部位，只有彼此配合好，才能保證屋子或者人體的健康，保障正常的新陳代謝。

對於消化來說，門診中最常用的就是緩解少陽樞機的方劑，包含了四逆散、小柴胡湯、逍遙散系列，這個龐大的家族，成為中醫藥疏肝健脾的最常用的方劑。從這個角度，我們可以看看這個少陽的歷程，也是從少陽來治療五臟其他疾病的關鍵所在。

疏通病根，才能病除

根據對《傷寒論》的學習研究，我們把《傷寒論》的少陽方劑做個梳理。

四逆散源於《傷寒論》，是所有方劑的第一代。

四逆散的「兒子」是**小柴胡湯**，繼承了疏肝理氣、通達氣機的功能，成功擁有了疏解少陽的基因，並開創了少陽症治療一派，具有疏解樞機的作用。**柴胡疏肝散**是小柴胡湯的「兒子」，繼承了疏解少陽、疏肝解鬱的作用，並將上述作用發揮到了極致。而**逍遙散**是小柴胡湯的「妹妹」、四逆散的「女兒」，具有陰柔的一面。**丹梔逍**

表格一：少陽治療的家譜

方名	來源	相同的藥味	不同的藥味	立法	主治
逍遙散	《太平惠民和劑局方》	柴胡、炙甘草。	當歸、白芍、白朮、茯苓、煨薑、薄荷。	疏肝解鬱，養血健脾。	肝鬱血虛脾弱證，症見兩脅作痛，頭痛目眩，口燥咽乾，神疲食少，或月經不調，乳房脹痛，脈弦而虛者。
丹梔逍遙散	《醫學入門》卷八		當歸、白芍、白朮、茯苓、煨薑、薄荷、牧丹皮、山梔子。	養血和營，清肝健脾。	肝脾血虛發熱，或潮熱晡熱，或自汗盜汗，或頭痛目澀，或怔忡不寧，或頰赤口乾，或月經不調，或肚腹作痛，或小腹重墜，水道澀痛，或腫痛出膿，內熱作渴。
四逆散	《傷寒論》		芍藥、枳實。	透邪解鬱，疏肝理脾。	陽鬱厥逆證，症見手足不溫，或腹痛，或泄利下重，脈弦者。肝脾氣鬱證，症見脅肋脹悶，脘腹疼痛，脈弦者。
小柴胡湯	《傷寒論》		黃芩、人參、半夏、生薑、大棗。	和解少陽。	傷寒少陽病證，邪在半表半裡，症見往來寒熱，胸脅苦滿，默默不欲飲食，心煩喜嘔，口苦，咽乾，目眩，舌苔薄白，脈弦者。婦人傷寒、熱入血室、經水適斷、寒熱發作有時、瘧疾、黃疸等內傷雜病而見以上少陽病證者
柴胡疏肝散	《景嶽全書》		陳皮、白芍、枳殼、川芎、香附。	疏肝理氣，活血止痛。	肝氣鬱滯證，症見脅肋疼痛，胸悶善太息，情志抑鬱易怒，或噯氣，脘腹脹滿，脈弦者。

遙散是逍遙散的「女兒」，是柴胡疏肝散的「表妹」，滋陰的作用加強了。

所有的家族成員，共同的基因就是柴胡和甘草，以燮理少陽樞機與調和脾胃為最核心的內容。

所有「男性成員」（小柴胡湯、四逆散、柴胡疏肝散）都有理氣的作用，而所有的「女性成員」（逍遙散、丹梔逍遙散）都具有養血的作用。

每個人的情況都各不相同，而最主要的病機和症狀，是我們判斷該用何方的主要依據。

知己知彼，百戰不殆，熟悉每一支部隊的特點，選擇準確的部隊出征，才能獲得完勝。

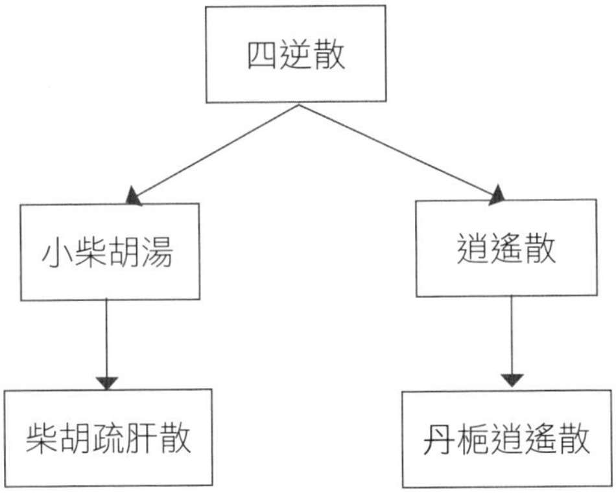

如果不瞭解情況，一股腦全派出去，就像大家住在一起，即使是親人，也會有矛盾，心理有了依賴，自己不主動，必然制約相互的作用。

從這個角度來看，我們為什麼用一張方子就可以治療張阿姨的這幾種疾病（慢性胃炎、胃瘜肉、甲狀腺結節、乳腺增生、子宮肌瘤）呢？

這幾種疾病都是中醫裡的一種病，都是少陽樞機不利的少陽病，就好似門和窗戶都被封住了，門軸沒有油，垃圾堆滿了屋子，運不出去，產生了結節、瘜肉、增生。所以，我們把門修好了，自然就解決了這些問題。

找到疾病之間關係的癥結，是解決問題的核心要點。我們梳理疾病間的關係，問題就能迎刃而解。

03 逆流而上的「美食」，讓人情何以堪

胃酸為什麼會逆流到食道來呢？

一大原因是賁門鬆弛、幽門發炎。

賁門和幽門，相當於阻止逆流的兩道關卡。人體很強大，各種器官及功能完美地協調，才使得人體正常運轉。而對於消化系統來說，賁門和幽門還有平衡人體能量進出各個管道的作用。

人體的消化器官，主要由食道、胃、十二指腸等組成。在食道與胃之間的閥門是賁門，在胃與十二指腸之間的閥門是幽門。

如果將消化道比作一列火車，食道、胃、十二指腸相當於三節車廂。食道為第一車廂，胃為第二車廂，十二指腸為第三車廂，而連接這三節車廂的就是賁門和幽門。從整體上看，它們的排列次序是這樣的：食道—（賁門）—胃—（幽門）—十二指腸。

當我們吃下食物的時候，食物通過賁門先到胃裡待一會兒，進行食物的分解，然後再通過幽門進入十二指腸。賁門和幽門的「門」只向一側打開，也就是食物可以推

開「門」，但是不能拉開「門」。吃下去的食物，沒有回頭路可走。當食物通過幽門進入十二指腸之後，這裡的「乘客」就很多了，可謂「魚龍混雜」，有肝臟的分泌物，還有膽汁等等，它們一起結伴走向終點。

可是在前進的過程中，由於路況不穩定，火車一會兒開得快，一會兒開得慢，甚至有時候還得踩剎車。剎車的時候各種情況就出現了，當幽門還沒來得及關門的時候，在第三車廂的膽汁通過幽門回到第二車廂的胃部，形成逆流性胃炎；如果剎車太猛，膽汁還有可能甩到食道，由於甩到食道的是膽汁，所以是苦澀的。另外，由於賁門年久失修，受到侵蝕或者漏油，無法閉合，剎車的時候，胃裡面的食物就可能通過賁門甩到食道。食道本身沒有胃酸，當胃裡面的胃酸通過賁門甩到食道壁上，就會產生反酸、胃灼熱的感受，這就是胃食道逆流。

為了避免出現胃食道逆流的情況，消化科醫生的主要職責之一就是不斷對賁門和幽門進行修復，讓它們在該開門的時候恰當地開門，在關門的時候能夠恰當地關門。只有這樣才有可能避免胃食道逆流的出現。

每次走在路上，看到一邊走著，一邊在吃早餐的人，我就替他們擔心，這樣的習慣既不衛生也不健康，這種不穩定狀態下的進食，也是導致胃食道逆流的重要誘因。尤其是在公車上吃飯，怎麼都是在狼吞虎嚥。我遇到過很多次的緊急剎車，後面的人一下子就衝到了前車廂，直到有一天我自己當上了消化科的大夫，才明白過來，很多時候，消化系統就是一列急行的火車。

吃得太飽會讓賁門失守

有一天一早查房結束，大家回到熱火朝天的醫生辦公室，老宋和唐主任也在，唐主任喊我和趙醫生：「上週給你們佈置的任務怎樣了？做的科學原理講座情況怎麼樣了？給全科患者講講如何？」

我對趙醫生說：「基本做好了，下午的時候吧！」

胃食道逆流病的科學原理講座如期舉行。我和趙醫生分別就病因、診斷及治療，尤其是生活調攝做了圖文並茂的說明。

第一，不能吃得太飽。我在幻燈片上畫了一個大大的胃，一個打著飽嗝的卡通人，正在痛苦地皺著眉，旁邊畫了三個車廂，中間一個車廂誇張地漲大了，載滿了乘客，有兩個乘客被擠到了前後的車廂裡。

我說，這兩個被擠到前後車廂的乘客，就是胃酸，因為胃酸沒地方去啦。所以當您吃得太飽，本來賁門已經關好了，但是胃的蠕動就像是火車在運行中遇到顛簸，沒地方去的乘客很可能就被擠到前一節車廂裡。門也擠破了，意味著賁門失守了。於是，總有乘客（胃酸）在顛簸中被迫回到第一節車廂——食道。所以，我建議我們平時不宜吃得過飽。

第二，少喝濃咖啡，少吸菸、飲酒。這些東西就像是胃和食道之間的賁門上的油污，破壞了胃的黏膜層，讓賁門失去了自如的開關功能。幻燈片上展示了世界衛生組織的調查，吸菸不僅能直接傷害消化道的黏膜，還能讓食道下括約肌壓力降低五〇%，造成發炎刺激。嫋嫋升起的煙，形成了一個可怕的骷髏形象，惡狠狠地盯著胃，同時用縹緲的一雙手，撕開了胃和食道之間的閘門……。

如何治療胃食道逆流呢？

我相信不少人有胃食道逆流的情況，但是具體怎麼治療呢？這應該是很多人最為關注的問題。

診療是一個嚴謹的過程，要把它說清楚，需要有導演的才能，學會講故事。

我的患者朋友小李已經四十多歲了，大概在四年前出現了胃痛症狀，他並沒有在意，後來出現胃酸逆流，而且出現的頻率越來越高，他害怕了，找到我，希望讓我診斷一下。那是我與他的第一次見面。我給他做了胃鏡檢查之後確診他患有胃食道逆流，而且還患有慢性胃炎。我給他開了制酸劑ＰＰＩ（質子泵抑制劑，拉唑類，例如：奧美拉唑）來抑制胃酸。最初我的計畫是最多吃半年就不用吃這個藥了。可是，小李的情況很特殊，一停止吃藥就出現胃酸逆流，服藥之後胃酸就消失了，如此反覆，所以不得不繼續服用ＰＰＩ制酸劑長達三年。在這三年中小李已經對藥物形成了嚴重的依賴，因此胃也受到了影響，經常出現胃酸、胃脹的症狀，而且持續的時間很長，他的精神似乎也出現了問題。

當我再次給他診斷之後，我在病歷本上寫了兩個診斷：

中醫診斷：胃痛（肝胃鬱熱，寒熱錯雜）。

西醫診斷：胃食道逆流，慢性胃炎。

考慮到小李已經對藥物形成依賴，不能馬上停止用藥，需要採取一個逐步下臺階的治療方法，於是我給他開了效力較弱的替丁類藥物來代替拉唑類藥物。此類藥物讓胃更容易適應這個變化，也利於人體恢復自身的功能，進而產生正常的胃酸，逐漸恢復正常的消化功能。

當我將治療的新方案告訴小李的時候，他遲疑了，反問我：「我吃藥效強的藥物都越來越不起作用了，你給我開藥效弱的藥物，怎麼可能治好我的病？」

我說：「我給你開的藥物各有各的療效，我想透過這些藥物來逐漸恢復你自身的消化功能。只有你自身的消化能力強大了，才有可能擺脫藥物。如何才能達到這種效果呢？最好的辦法就是中西醫結合。從中醫的角度來說，這個胃酸來自『肝經火鬱』，肝胃鬱熱而致，主要是由於你的情緒不佳、敏感的性格，還有你遇到事情老著急。肝火犯胃，胃氣上逆，出現了胃酸逆流，進而脾氣虛弱，導致了胃腸動力不足，出現腹脹，時間稍長，還有一些血瘀的徵象。『胃不和，則臥不安』，又有失眠的情況出現。」

所以，最終我給小李的處方和治療方案如下：

連茱六一丸和半夏瀉心湯（加或減）

黃連6g　吳茱萸1g　枳實15g
生、炒白朮各15g　柴胡12g　黃芩12g
麥門冬10g　鬱金10g　酸棗仁20g
法半夏10g　夏枯草10g　煅瓦楞20g（先煎）
內金10g　生甘草10g　大棗4枚（掰開）
備生薑三片（每片一元硬幣大小）

該處方的主要作用為疏肝清火、寒熱平調、健脾理氣。

同時，給予H_2受體拮抗劑——希美替丁，一天兩次，餐前半個小時服用，不再使用雷貝、奧美、蘭索拉唑。

對於胃食道逆流，中西醫的認識角度不同。中醫以為胃食道逆流一部分是肝的問題，主要是由於肝火旺盛所導致，加上患者有常年抽菸的習慣，消耗了脾胃中的陰氣。所以，用黃連、吳茱萸來清胃火，促進陰陽的平衡。柴胡、黃芩組合有疏肝的作用，對從源頭上抑制肝火有很好的療效。白朮和枳實能夠健脾理氣，從補和瀉的角度進行平衡，促進胃腸的新陳代謝。最後，選用酸棗仁、法半夏、夏枯草等來調整失眠，促進整體的和諧。

中西藥同用，還有特別重要的前提：放鬆心情，並控制抽菸數量，減少到十支／天，多多參與戶外運動。當然能夠戒菸是最好的情況。

對於長期使用最強的制酸劑治療胃酸逆流的患者，我們也不能馬上把制酸劑停下來，這樣不利於長期恢復，而是用逐漸減藥的方式進行自身的恢復。

當我再次看到小李的時候，他一改往日的愁雲滿面，顯然開心不少，症狀好了大約三分之一。而經過三次複診，症狀逐漸減輕，胃灼熱、胃酸逆流也沒有出現過，第五次治療，複方雷尼替丁減量改為每天一次了。

這個減藥的過程，就相當於扶著小李逐漸下了臺階。用中西醫合作治療的方法，幫助他恢復自身消化功能。減藥的過程給困在高處的患者搭建了一個臺階，從質子幫浦抑制劑PPI到H_2受體拮抗劑，同時用中醫藥給患者拐杖或者扶手，幫助患者走一程，這也是醫病共構聯盟的作用。面對疾病，醫生和患者一起走，逐漸讓患者離開醫生，從而獨立地走在健康的道路上。

在生活中進行自我調理

在我的門診有很多患者朋友回饋，說自己吃別的食物總是胃食道逆流，不過喝粥時這種情況好像可以減少。但有的患者卻說，不能喝粥，喝粥就胃酸逆流，他們都向我求證，喝粥對於胃食道逆流究竟是好還是不好呢？

這個不能一概而論。因為不同的粥有不同的營養。喝粥雖然可以養胃，但喝粥不一定就能夠治療胃食道逆流。

喝粥雖然感覺舒服，但是對於胃食道逆流的作用卻是負面的，雖然含有五穀雜糧的粥確實可以健脾養胃，但是對於胃食道逆流卻是有害無益。

如果是消化不良等胃酸分泌不足的患者，喝粥可以開胃，刺激胃酸分泌，補充營養，而胃食道逆流是胃酸過多，喝粥可能會刺激胃酸分泌，而且，流質的食物更容易逆流回來。

我們只有選擇鹼性食物，才能中和胃酸，比如：發麵饅頭，尤其是鹼大的，還有蘇打餅乾，可以作為零食，備在身邊。

對於疾病的治療，我們不僅要學會如何正確服藥，更要知道如何預防和養成健康的習慣，而不能完全憑著自我感覺進行治療，最好去醫院讓專業醫生診斷，然後根據診斷結果進行治療，這樣往往能達到最佳效果。

在我們的門診還有一些胃食道逆流病患者回饋，自己經常逆流，胃酸導致胸腔內灼燒得極為疼痛，嚴重影響到自己的睡眠，問我有什麼可以緩解的方法嗎？

現在我告訴大家幾種方法供大家參考——

首先，晚飯盡量少吃，但不吃不好。其實，很多患者逆流，就是晚上吃得太飽了。吃得太飽也是誘發胃食道逆流的原因之一。吃得太飽晚上逆流的次數就增多了，導致夜不能寐。所以我建議患者朋友，晚飯盡量少吃，吃個五、六分飽就可以了，而且最好在睡前三、四個小時吃飯，避免胃酸分泌過多，在睡覺的時候逆流上來。

其次，睡覺的姿勢正確與否關係到是否會出現胃食道逆流。我們知道逆流上來的主要是胃酸，那麼我們在睡覺的時候要保證讓我們的胃部舒服。怎麼讓我們的胃舒服呢？胃在我們人體的左側，那麼我們睡覺的時候最好能夠選擇左側臥位睡姿，這樣胃的位置降低，有利於減輕胃的壓力，有助於減少胃酸的逆流。

最後，選擇對的枕頭，可以預防夜晚逆流。我們在選擇枕頭的時候盡量選擇高於胸的枕頭，使得食道高於胃部，這樣可以起到預防逆流的作用。相反，如果枕頭過低，或者不枕枕頭出現胃高食道低的情況，無疑是創造了逆流的條件。但也要注意枕頭不能過高，八～十二公分便可。

這裡重點強調一下胃食道逆流患者的飲食問題。

從生活中來，到生活中去，要想不再逆流，具體的思路是，病從口入，也要病從口出。

吃飯以高蛋白質但低脂肪、易消化的食物為主。吃飯宜適量，不可暴飲暴食。過量飲食會加重胃的負擔，引起胃的消化功能障礙，使胃排空減慢。食物停留在胃中，胃內壓力增高，食物更容易逆流到食道，引起胃灼熱、反酸、打嗝、胃脹等不適。吃飯時間應該有時有晌，三餐定時，晚餐時間的選擇尤為重要。晚餐應安排在睡前三小時。現代人由於工作關係，晚餐相對豐盛，進食量也相對較大。晚餐時間過晚，睡覺時胃內容物尚不能完全排空，一旦平躺，滯留於胃內的食物很容易逆流入食道。臨睡前不宜進食。還應避免進食過甜、過鹹的食物，盡量減少咖啡、濃茶、巧克力、高脂肪食物的攝入量。

由於個體差異性的存在，不同患者對於同一種食物的反應不同。大部分胃食道逆流患者進食過甜的食物會引起胃灼熱，但也有個別患者胃灼熱時食用甜點後胃灼熱的症狀才能得到緩解。

所以，我們自己應該對容易引起胃灼熱的食物做個體化記錄，避免再次食用相同食物，引起疾病復發。還應當把腰帶鬆一鬆，透過減輕腹壓，來減少胃酸的逆流。

04 警惕！幽門螺旋桿菌這隻「紫色大烏賊」

又到了一年一度的體檢季，針對不同人群的需要，各個醫院及體檢中心設定了不同的套餐，也就是體檢專案的組合，滿足不同層次人群的需求。人類科技的發展，帶動了種類繁多的醫學檢測，不過面對林林總總的檢查項目，普通老百姓很難明白這個上上下下的箭頭意味著什麼。

你所不瞭解的幽門螺旋桿菌

現在我和大家要聊的是幽門螺旋桿菌，英文名字是Helicobacter Pylori，簡稱HP。當說到這個專業術語的時候很多人不是很理解，它是一種單極、多鞭毛、末端鈍圓、螺旋形彎曲的細菌，說得具體一點就像隻紫色的大烏賊，這次腦海中有大概的印象了吧？

幽門螺旋桿菌會引起胃黏膜輕微的慢性發炎，甚或導致胃及十二指腸潰瘍與胃癌。幽門螺旋桿菌是一種螺旋形、微厭氧、對生存環境要求十分苛刻的細菌，環境氧要求五～八％，在大氣或絕對厭氧環境下不能生長。這說明幽門螺旋桿菌其實還是挺難存活的。

一般感染幽門螺旋桿菌，表現的症狀隨著患者年齡大小，可能略有不同。

小孩子感染了幽門螺旋桿菌有不同程度的消化不良症狀，臨床表現的程度輕重不一，且病程遷延。主要的表現是反覆腹痛，無明顯規律性，通常在進食後加重。疼痛部位不確切，多在臍周。幼兒腹痛不僅表現出坐立不安，而且正常進食行為也會發生改變。

年齡稍微大點的孩子感染了幽門螺旋桿菌，症狀與成年人症狀有一定的相似之處，經常性上腹痛，出現脹氣、早飽、噁心、胃酸逆流等症狀。進食硬、冷、辛辣等食物或因氣溫下降而受涼時，可能引發或加重症狀。部分孩子有食慾不振、乏力、消瘦及頭暈的症狀，伴有胃糜爛者可能出現黑便。徵候多不明顯，壓痛部位可能在中上腹或臍周，範圍較廣泛。

成年人感染了幽門螺旋桿菌，除了具備年齡稍大孩子的症狀之外，還經常出現打嗝、胃灼熱、嘔吐、口臭、口乾、食慾不振、消瘦、貧血等症狀。

一般來說潰瘍症狀有一定的特點——症狀發作有週期性，有季節性。有週期性是說發作和緩解相交替，發作期可為數週或數月，緩解期也一樣。季節性是說潰瘍病的發作多在秋冬或冬春季之交，可能因為情緒不良或過度勞累而誘發。在潰瘍活動期大便呈黑色，表面還有一定的亮度，上腹部可能有輕度的壓痛，再有一個就是潰瘍的併發症——出血、穿孔、胃口難受。

另外，幽門螺旋桿菌有很強的傳染性。根據世界衛生組織的相關資料，世界上有將近一半的人感染幽門螺旋桿菌，也就是每兩人中就有一個幽門螺旋桿菌攜帶者。**雖然目前還沒有明確的調查資料，但是根據臨床資料推測，也差不多有五〇%的人感染了幽門螺旋桿菌。**不過很多時候幽門螺旋桿菌只是個感染源，如果不發病沒有其他病毒那麼強的傳染性；胃癌確實和幽門螺旋桿菌感染相關，但是能發展成胃癌的不多。所以，知道幽門螺旋桿菌有傳染性的朋友不要緊張，該預防就預防，該治療就治療，不要聽風便是雨，畢竟最終變成胃癌的患者是極少的。

確定幽門螺旋桿菌感染很簡單

僅僅透過症狀判斷是否被幽門螺旋桿菌感染幾乎是不可能的——雖然我在上節講到很多症狀，那都是得知感染幽門螺旋桿菌之後身體的症狀。也就是說，你感染了幽門螺旋桿菌，可能會有這樣一系列的症狀，而你有這些症狀，卻不一定感染了幽門螺旋桿菌。

有一些疾病我們透過望聞問切就可以判斷個八九不離十，但是針對幽門螺旋桿菌感染，我們還需要做嚴格的體檢，根據報告才能下結論。如果僅僅透過問詢，如肚子脹不脹？吃下去的東西是不是沒消化又拉出來了？是不是經常打嗝？如果你給我的答案是肯定的，在沒有體檢報告的情況下，我完全有可能判斷你患有消化不良，甚至還有可能認為你患有胃食道逆流，而將最關鍵的幽門螺旋桿菌忽略掉，或者對你的病症不能夠給出確切的答案。這是因為診斷的類別不同，幽門螺旋桿菌感染是病因診斷，消化不良是症狀診斷，這兩個並不相悖，而確定病因診斷，需要體檢報告。

即便有了體檢報告，我們也得根據診斷結果進行不同的分類。其實，幽門螺旋桿菌是因，而消化不良是果。它們兩者可能同時出現，也可能單獨出現。

為了確定患者朋友是不是感染幽門螺旋桿菌，我一般都會讓患者定期複檢。

幽門螺旋桿菌的檢測方法分為有創檢查和無創測試。

經過胃鏡做病理檢查的都是有創檢查，有創的檢查有好幾種，通常使用最多的是快速尿素酶試驗（RUT）。凡是在我們醫院做胃鏡的患者，常規都使用這種方法，已經把胃鏡插進去了，順手就做了這個檢測。在報告單上也明確寫著檢測的方法。在門診我常能看到兄弟醫院的胃鏡檢測報告單，有的和我們醫院的一樣，還有就是一些醫院的病理報告單上寫著WS+，表明用的是病理組織切片染色的方法。這種方法是有創檢查的第二種方法，需要取病理組織進行檢測，也是很準確的方法。第三種有創檢查的方法就是在胃鏡下，取一塊胃黏膜標本在微需氧環境下培養，如果發現細菌，則證明是幽門螺旋桿菌感染，這是檢測幽門螺旋桿菌感染醫界公認最有效的方法。但是由於操作不便，我們接受的檢測大部分是前面的兩種。如果三次幽門螺旋桿菌根除術還沒有殺滅幽門螺旋桿菌，就需要做一個藥敏試驗培養基，用多種抗生素進行敏感抗生素的測試，找到最有效的藥物，進行再次殺滅。

無創的測試方法主要是指呼氣，這是我們老百姓喜聞樂見的，不用做胃鏡。常用的是碳13和碳14尿素呼氣試驗（UBT）。對著袋子吹兩～三口氣就可以了。一般我們在幽門螺旋桿菌根治術後一個月，選用這個方法進行複檢，也是非常準確的方法。

幽門螺旋桿菌感染的診斷要根據每個人不同的情況，選用不同的檢測方法。比如你的情況根據診療的望聞問切、視觸叩聽，需要做個胃鏡，那麼當然首選尿素酶試驗，做胃鏡的同時，就一起做了，物美價廉、準確率高。如果是經過兩次根除治療沒有殺滅幽門螺旋桿菌，我們就應該做一個細菌培養，同時做藥敏試驗，為進一步的治療方案尋找方向。如果是參加新藥的臨床試驗科學研究，應該選用組織切片染色，確定藥物的療效。如果是複檢有沒有殺滅乾淨，或者是臨床判斷，年輕人症狀不重的，避免有創檢查而使用呼氣試驗最有效率了。

不少患者得慢性胃病很多年，用了兩種檢測相互印證，那應該是確診了，也是準確的。醫學的檢驗和診斷也是有機率的，雖然很多檢測的準確率很高，但都不會是一〇〇%。所以只有不斷地測試，才能接近事實，得出準確的結果。

幽門螺旋桿菌會傳染給家人嗎？

在門診確診感染幽門螺旋桿菌的患者問醫生最多的一句話是：「聽說幽門螺旋桿菌傳染性很強，那我每天和家人住在一起，吃在一起，會不會也傳染給他們了呢？」雖然我不能夠給你個百分之百的肯定或者否定的答案，但是傳染的可能性還是很高的。

當然，在講清楚這個問題之前，我們得先要搞清楚幽門螺旋桿菌的傳播途徑是些什麼？

幽門螺旋桿菌的傳播方式主要是糞－口傳播，即感染幽門螺旋桿菌病原排泄物，包括嘔吐物、糞便，一般透過共食同一種食物、共用餐具、接吻等感染。

另外，嬰幼兒也有可能被傳染幽門螺旋桿菌。小孩還沒有長牙齒的時候，大人總喜歡自己先嘗嘗食物，或者自己喝點水，再餵到孩子的口中，如果大人已經感染了幽門螺旋桿菌，那麼透過食物和水就傳染給了孩子。當然，還有的家長在用奶瓶給孩子餵奶之前，會用自己的嘴巴吮吸一下奶嘴嘗試溫度，也有可能傳染給小孩子。

如果某個環境已經被幽門螺旋桿菌感染，而且這個環境適合幽門螺旋桿菌生存條件，那麼我們接觸這個環境的時候就完全有可能被傳染。我們都知道幽門螺旋桿菌喜歡在低溫和微量氧氣的環境中生存，每個家庭中的冰箱就是幽門螺旋桿菌的最佳生存環境。如果個別蔬菜、水果或者剩飯中含有幽門螺旋桿菌，那麼我們拿出來再食用就完全有可能被傳染。所以，我建議冰箱裡的食物拿出來時最好別馬上食用，而應當放置幾分鐘後再食用，因為冰箱外面的溫度較高，不適合幽門螺旋桿菌生存，有利於將其殺死。

在我家，我母親就曾經感染幽門螺旋桿菌，我父親就沒有，我父親可是經常吃我母親的剩飯，那為什麼沒被感染？這就跟為什麼清政府時期有八國聯軍侵華，而現在有了航空母艦巡弋在南海，就沒有人再敢任意欺負一樣，只有國力強盛，才不會被欺凌。同理，一個人只有身體好，被感染的機率才會減少。我父親身體好，經常暴露在被感染的環境中也沒有中招。所以，生活在一起，甚至吃一碗飯的確有互相傳染的可能，但是這和身體狀態也有很大關係。

還有患者特別關心這個問題：「夫妻親密接觸的時候，怎麼避免傳染給對方幽門螺旋桿菌呢？」

夫妻親密的時候免不了要親吻，我們透過幽門螺旋桿菌的傳播途徑知道，親吻也是有可能被傳染的，那麼最好的辦法就是禁止親吻了。當然做到這點是不可能的。再說了，親吻有可能被傳染，但也不是絕對會傳染。我們不能「因幽廢吻」吧？這樣缺少了很多人生樂趣啊。即便被感染，互相配合治療，絕大多數都會恢復健康的，所以我們完全不必有過多的顧慮。

「性生活有可能傳染幽門螺旋桿菌嗎？」

目前為止沒有任何證據，可以證明性生活會傳染幽門螺旋桿菌。有實驗曾經對被傳染幽門螺旋桿菌男女的精液和陰道分泌物進行過檢查，並未發現幽門螺旋桿菌，可見性生活是不能夠傳染的。

所以，我們要過甜蜜幸福的性生活，就不要有太多的顧慮，否則，顧慮越多快樂和幸福就會越少。

預防感染和預防復發最關鍵

對於不小心感染幽門螺旋桿菌的患者，治療之後最擔心的是復發；沒有感染過幽門螺旋桿菌的朋友，最關心的是怎麼預防，讓自己遠離幽門螺旋桿菌。

那麼，我從日常生活中幽門螺旋桿菌的傳染途徑出發，告訴大家怎樣更好地預防幽門螺旋桿菌的感染和相關疾病的復發——

①養成良好的衛生習慣，飯前便後要洗手，洗手要勤一點。

②最好能夠採用分餐制[1]，碗筷及時消毒，固定使用自己的碗筷，不要用別人的，避免交叉感染。

③在飲食方面，盡量少吃醃製的食品，少吃冷藏的食品，因為這些食品有可能已經含有幽門螺旋桿菌。

④如果上腹不舒服，有嘔吐物或腹瀉物，要及時清理、消毒。

⑤預防不僅是大人的事情，嬰幼兒也一定要進行預防。大人給小孩餵食的時候盡量不要口對口，也不要將食物嚼碎再餵到小孩嘴裡，小孩的餐具要單獨存放，經常消毒。

⑥如果家中有人已經感染了幽門螺旋桿菌，為根除徹底和避免再感染，治療時家庭中的其他人員最好也同時檢查及治療，並實施分餐制[1]，以免再度感染。

⑦盡量在家裡吃飯，因為外出用餐，外面飯店的環境及食材被幽門螺旋桿菌污染的風險會增加。

⑧加強身體鍛鍊。鍛鍊身體的最大好處，在於增強機體免疫力，這是人體自身的防線，加強自身的防線，就是對於幽門螺旋桿菌傳染最好的預防。

中藥可以殺滅幽門螺旋桿菌嗎？

「大夫，我不想吃西藥，你給我開的四合一療法我吃過好幾次了，能不能吃中藥解決幽門螺旋桿菌感染的問題？」

這是經常遇到的提問。

1 編註：意指事先將菜餚分配為個人餐點，個人僅食用自身的那一份。

其實，中西醫各有特長，對於應對幽門螺旋桿菌感染來說，承擔的職責不同，我總是舉例說，幽門螺旋桿菌感染的治療，西藥是清除外敵，中藥是建設國家，也就是透過中藥來改善人體的內部環境，所以要根據具體情況來決定哪支部隊出擊。

中西醫相互配合療效最佳，有些疾病更需要中醫和西醫雙管齊下，才能夠達到完美的效果。

對於幽門螺旋桿菌感染，雖然不少患者朋友覺得中藥大都是中草藥製成，對身體副作用小，希望能夠開一些中藥，但就目前臨床研究而言，沒有任何一種中藥可以完全殺死幽門螺旋桿菌。根據中藥藥性研究，只有黃連和蒲公英對抑制幽門螺旋桿菌感染有一定的效果，完全根除幽門螺旋桿菌感染的藥物至少目前是沒有的。所以直接針對細菌的治療，還是要使用國際通行的四合一療法。

那麼，中藥在哪些方面起作用呢？

我們科室作為一個中西醫結合重點學科和臨床基地，其中的一項科學研究課題，就是專門針對西藥不耐受的幽門螺旋桿菌感染的患者，這項課題得到了國家自然基金的資助，從課題的結果來看，我們有理由認為，中西醫合作的方式更有利於根除幽門螺旋桿菌，可以增加患者的舒適度，保證**順應性**。

這就回到了一開始的問題，用了好幾次四合一療法，還是沒有根除，但是症狀卻越來越多，這時候，就是一邊殺菌，一邊採用健脾養胃、扶正袪邪的方式，共同面對難治性、反覆性強的幽門螺旋桿菌感染。

那麼，西醫和中醫怎樣才能更好地治療幽門螺旋桿菌感染呢？

西藥治療方法

西醫療法主要是三合一療法、四合一療法、序貫療法（又稱轉換療法）。隨著醫療科技的發展，在臨床過程中三合一療法採用得越來越少，我在這裡就不介紹了，重點先將序貫療法和四合一療法介紹一下。

序貫療法要分為兩個階段。

①第一階段（前七天）：

◆雷貝／奧美／蘭索拉唑鈉腸溶片，每次一片（每片20mg），每日兩次，分別在早晨六點（早餐前）和晚上六點（晚餐前）服用。

◆枸櫞酸鉍鉀（Bismuth Potassium Citrate），每次一顆（0.3g），每日兩次，分別在早晨六點（早餐前）和晚上六點（晚餐前）服用。

◆阿莫西林（Amoxycillin），每次二～四片（總量1g），每日兩次，分別在早晨八點（早餐後）和晚上八點（晚餐後）服用。

②第二階段（後七天）：

◆雷貝／奧美／蘭索／拉唑鈉腸溶片，每次一片（每片20mg），每日兩次，分別在早晨六點（早餐前）和晚上六點（晚餐前）服用。

◆枸櫞酸鉍鉀，每次一顆（0.3g），每日兩次，分別在早晨六點（早餐前）和晚上六點（晚餐前）服用。

◆克拉黴素（Clarithromycin）分散片，每次二片（總量0.5g），每日兩次，分別在早晨八點（早餐後）和晚上八點（晚餐後）服用。

◆替硝唑（Tinidazole），每次一片（總量0.5g），每日2次，分別在早晨八點（早餐後）和晚上八點（晚餐後）服用。

當前最常用的還是四合一療法。

四合一療法的方案：

◆雷貝／奧美／蘭索拉唑鈉腸溶片，每次20mg，每日兩次，分別在早晨六點（早餐前）和晚上六點（晚餐前）服用。

◆枸櫞酸鉍鉀，每次一顆（0.3g），每日兩次，分別在早晨六點（早餐前）和晚上六點（晚餐前）服用。

◆阿莫西林，每次二~四片（總量1g），每日兩次，分別在早晨八點（早餐後）和晚上八點（晚餐後）服用。

◆克拉黴素分散片，每次二片（總量0.5g），每日兩次，分別在早晨八點（早餐後）和晚上八點（晚餐後）服用。

如果患者青黴素過敏的話，就需要替換青黴素。

青黴素過敏的四合一療法的具體用藥方案：

◆雷貝／奧美／蘭索拉唑鈉腸溶片，每次20mg，每日兩次，分別在早晨六點（早餐前）和晚上六點（晚餐前）服用。

◆枸櫞酸鉍鉀，每次一顆（0.3g），每日兩次，分別在早晨六點（早餐前）和晚上六點（晚餐前）服用。

◆替硝唑，每次一片（總量0.5g），每日兩次，分別在早晨八點（早餐後）和晚上八點（晚餐後）服用。

◆克拉黴素分散片，每次二片（總量0.5g），每日兩次，分別在早晨八點（早餐後）和晚上八點（晚餐後）服用。

清幽湯——幽門螺旋桿菌感染中醫治療方法

茯苓15g　桂枝10g　炒白朮15g　蒼朮10g
厚朴10g　柴胡12g　黃芩10g　陳皮10g
黨參12g　法半夏6g　枳實10g　砂仁6g
淡竹葉10g　荷葉10g　炙甘草6g

十四～二十八劑水煎服，療程兩週～一個月，具有溫脾化濕效果。以苓桂朮甘湯和柴平東加減。

這裡面，**小柴胡湯**和解少陽，暢達氣機，茯苓、炒白朮是健脾利濕的君藥，桂枝性溫，可以溫化水飲。**平胃散**用蒼朮、厚朴、陳皮共同來理氣燥濕，協助上面的君藥讓身體內的濕氣乾燥下來。淡竹葉、荷葉可以化解身體的水汽，砂仁增強胃腸動力並健脾養胃，和炙甘草一起來調和諸藥，有溝通協調的作用。

這些藥合起來就可以健脾溫陽利濕，並能夠增強胃腸動力，改善消化不良，並幫助改善菌群。

05 我來告訴你，做哪種胃鏡最舒服

我們都知道，到目前為止，做胃鏡是消化科最常用以及最有效的檢查手段。可是每當我讓患者做胃鏡的時候，患者往往心裡就發怵，哀求我：「醫生，我可以不做胃鏡嗎？」

醫生我可以不做胃鏡嗎？

不行。其實，我也不想讓患者朋友做胃鏡，不到萬不得已的情況下，我是不會讓患者做胃鏡的。當然，我也理解患者怕做胃鏡的原因。想像一下，一根管子從喉嚨伸進去，一直伸到胃裡面，那是多麼難受的一件事情，隨著管子的蠕動，觸動咽反射，隨時都有可能嘔吐出來。身為醫生的我都有點害怕，尤其剛剛從醫的時候，現在相對好一點了。不過，我的一些同行，為了更加真切地瞭解做胃鏡的感受，給患者提供更舒適的服務，竟然自己給自己做胃鏡，對這樣的同行我是頓生佩服。

既然做胃鏡是最有效瞭解消化道的手段，那麼，我勸患者朋友，不要有抵觸的心理，醫病互相配合才能使檢查更加詳細、更加到位，才能實現準確評估。如果檢查不到位，有可能花費很多的金錢不說，自己還得忍受更多的痛苦。

另外，我也給準備做胃鏡的朋友幾點建議，這樣能夠提高我們做胃鏡的效率。

一般做胃鏡之前醫生都會叮囑患者，早晨不要吃東西，要空腹做胃鏡。那麼，我們就不要吃食物，空腹來做胃鏡，這樣既有利於抽血檢查，還能讓化驗結果更加準確，醫生判斷更加精準。

很多患者生病了卻不去醫院，真正的原因是什麼？就是擔心花錢及怕麻煩。於是，小病拖成了大病，大病拖成了癌症，甚至拖垮了自己的身體，到那時花錢的地方可能就更多了，而且還很痛苦。所以，定期去醫院體檢，做好身體的維護，很重要。

醫生在臨床給患者看病的時候，原則是選擇性價比最高的檢測項目，權衡利弊，能節省就節省，但是該做的檢查必須做，這是一個醫生的責任和使命。就拿做胃鏡來說，患者經常問，能不能先不交胃鏡的錢呢？患者擔心萬一抽血不合格，胃鏡就做不了了。這是完全可以的。多年的經驗告訴我，抽血不合格這樣的機率是很低的。如果抽血化驗合格了，你還要掛號，再次繳費，還得預約，甚至人多的時候還得排隊，這樣不就更麻煩了嗎？即便化驗結果不能做胃鏡，那麼，退費也很容易的。所以，患者不要擔心提前繳費了退費的時候手續麻煩。

另外，並非所有得腸胃病的人都得做胃鏡，有些人即便想做胃鏡也不適合做。建議做胃鏡的條件——年齡在四十歲以上；腸胃出現病症，而且反覆發作已經超過半年；直系親屬有消化道病史；進食困難，日漸消瘦，並且消化道還有出血現象；身體內部腫瘤標誌物變得異常，且有快速升高的跡象，在複檢的時候出現明顯的不正常……。

一般出現以上幾種情況都是需要做胃鏡進一步檢查的。當然，每個人的體質和病症都是不同的，最終做不做胃鏡還是需要聽醫生的，醫病協商，最終決定。

我只想做那種無痛的胃鏡

隨著現代科技的發展，胃鏡也越來越先進，管子也越來越細，很多醫院已經開展了無痛胃鏡，還有經鼻胃鏡，大大減輕了患者做檢查的痛苦。當然，我們還特別期待膠囊胃鏡的進一步發展。

相對於普通胃鏡，從口腔咽部插管子，容易產生咽反射的嘔吐，經鼻胃鏡由於是從鼻子插進去的，可以有效地減少咽部的刺激症狀，避免過多刺激咽部，稱之為**「經鼻胃鏡」**，亦稱「超細徑經鼻胃鏡」。其特點為鏡身超細，經鼻胃鏡直徑很細且非常柔軟，經鼻腔進入消化道減少了對咽喉部的刺激，可大大減輕患者在做胃鏡檢查時的不適與痛苦，而且，在插入鼻腔前對鼻腔黏膜的局部麻醉可以使患者沒有鼻腔的不適感。可以說，經鼻胃鏡檢查技術是接近於無痛胃鏡檢查的「舒適胃鏡」檢查技術。

做經鼻胃鏡對患者來說減少了不適和疼痛，對醫生來說也有很大的好處，經鼻胃鏡與普通胃鏡沒有什麼區別，患者配合更好，醫生比較輕鬆，而且有充足的時間對胃病變進行觀察，找到最終的病因。否則，做普通胃鏡患者疼痛難忍，或者不適，發出聲響或者移動身體，不僅增加了醫生和患者的緊張程度，也不利於醫生詳細檢查。

當然，每個檢查都有適應人群和禁忌人群，經鼻胃鏡檢查的併發症很少，但卻不是人人適用。做過鼻腔手術等患者要謹慎使用，慢性鼻炎及一些鼻中隔嚴重偏移，鼻腔狹小患者也不適合做經鼻胃鏡檢查。

還有一種胃鏡很舒服，就是**「無痛胃鏡」**，但是這種胃鏡是建立在麻醉的基礎上。說白了就是在做胃鏡之前，給患者打麻藥，使得患者處於麻醉的狀態，這樣做胃鏡就沒有痛苦了。雖然患者不會有痛苦，但是也有一定的風險。在給患者打麻藥之前，需要進行充分的評估，體質不同、病症不同，不見得每個人都適合做無痛胃鏡。醫生需要對患者的現在病史和既往病史做詳細的瞭解，還要將可能的風險告訴患者和家屬，把風險降到最低。

科學的發展，為醫療的發展增添了很多便利，但並非就沒有風險。針對無痛胃鏡來說，為保證麻醉醫生為患者提供安全、有效的治療，很多地區制定了相應的麻醉品質控制標準以保證麻醉的品質和安全。這些新的行業標準及今天複雜的監測儀和麻醉設備，與不斷發展的醫藥技術一道使患者的生命更加安全。

現在流行一種新潮的做胃鏡方式，就是**「膠囊胃鏡」**。患者只要吃一顆膠囊，膠囊進入到胃內就可以檢查胃部的病變。之所以能夠達到這種效果就是因為膠囊中安裝了攝像設備，可以將胃部的病變拍攝下來，傳輸到電腦之中，醫生根據傳輸回來的資料和照片等，對患者的病變做出精準判斷。膠囊胃鏡最大的好處就是整個消化道的資訊都能夠看到，劣勢就是價格昂貴，傳輸回來的照片清晰度不是很高，另外，也無法進行病理組織的鉗取，不能夠將病症組織提取出來，讓醫生在電子顯微鏡下進一步地檢查……。

無論哪一種胃鏡都有利有弊，醫生在做胃鏡之前需要根據患者具體的身體素質和病症進行分析，然後與患者進行協商，最終採取雙方都可以接受的檢查方式。

胃鏡檢查全程引導攻略

有醫生認為做一次胃鏡相當於做了一次不小的手術，的確如此。那麼，對患者來說，既然是手術，就不能馬虎，需要在做胃鏡的前、中、後做好充分的準備工作，這樣不僅有利於醫生的診斷，也有利於患者的治療。否則，患者不僅要忍受當下的痛苦，還有可能留下後遺症。

下面我針對做胃鏡的前、中、後三個階段，進行一個詳細的分析。

第一階段：胃鏡檢查之前

做胃鏡前至少六個小時不要進食，如果是胃出口阻塞者應該禁食至少兩天。如果患者做了鋇劑X光檢查，就不要著急做胃鏡，等鋇劑排空再做胃鏡。那麼，怎麼算鋇劑排空？就是當你大便的時候，大便之中不再有灰白色的鋇劑。即便這樣也不適合立刻去做胃鏡，而是延遲至少三天再去做。如果患者正在服用阿斯匹靈、華法林等藥物，就需要停止服用這些藥物，至少五天之後再做胃鏡檢查。如果已經預約好了做胃鏡，那麼，做胃鏡的前一天晚上十二點之後，就不要再喝水，在早晨做胃鏡之前不要吃任何食物。

做胃鏡之前，要對患者是否對麻醉藥過敏有一個詳細的瞭解，選擇患者和醫生都認可的麻醉藥。正式做胃鏡前十五分鐘再使用麻醉藥。

第二階段，胃鏡檢查之中

在將患者推進檢查室之後，一定要鬆開患者的領口和腰帶，取下眼鏡和假牙，最好讓患者左側臥躺著，並一直保持這個躺姿別動，尤其當管子插入咽喉的時候，更不能晃動身體，否則有可能損壞鏡子，進而傷害到內臟。此刻，盡量減少口腔的呼吸，要用鼻子呼吸，或者仰起頭，張大嘴巴呼吸，這樣還方便管子的插入。這個過程要避免患者被口水嗆著。

一般在這個時候，我們都會為患者提供一個口腔咬合器，目的是防止不自覺的咬合，也避免對牙齒產生傷害，因為當有一根軟管進入口腔時，患者一般會不自覺地咬緊牙關。

胃鏡進入到咽喉之後，刺激感會讓患者出現噁心、乾嘔，甚至還有腹脹、腹痛的症狀，這些都是正常的，作為患者一定要忍住。

萬一，我說萬一患者疼痛難忍，一定要透過手勢告訴醫生或者護士，以便他們採取必要的改進措施。

胃鏡進入體內主要經過三個狹窄處——

第一狹窄處，食道起始處，距門牙約十五公分，第六頸椎下緣。

第二狹窄處，食道在左主支氣管後方與其交叉處，距門牙約二十五公分，第四、五胸椎附近。

第三狹窄處，食道通過膈食道裂孔處，距門牙約四十公分，第十胸椎附近。

狹窄部位是異物易滯留和食道癌易發部位。一方面我們在這裡方便提取病理組織；另一方面，我們需要配合醫生做胃鏡檢查，如果病人不配合，往往在這些狹窄部位容易發生意外。

第三階段，胃鏡檢查之後

當胃鏡退出來之後，咽喉受到刺激依然會有口水，要將其吐出來。另外，退出胃鏡之後，在一段時間內會出現腹脹、打嗝、胃灼熱等症狀，還有一些人咽喉受到麻醉藥的刺激，總感覺咽喉有異物，抑制不住想咳嗽，這些都是正常的現象。

在胃鏡退出來之後，麻藥的藥性還是會持續一段時間，這個階段最好不要進食，避免食物進入氣管。另外，在退出胃鏡一個小時之後可以適當飲水。

很多時候，我們為了更加詳細地檢查患者的病情，會從胃部取出一些組織，雖然傷口不大，但畢竟是個傷口，可能會出現出血的情況，這個沒有關係，只要在檢查之後推遲進食的時間就不會那麼痛了。比如胃鏡檢查結束，兩、三個小時之後喝點涼白開水，或者溫水，忌諱喝太冷或者太燙的水，甚至有刺激性的飲料等。這個時候也可以進食，但是不要吃過於堅硬的食物，可以吃點軟一點的食物，避免對胃部造成二次傷害。

有些患者在做了胃鏡之後，依然出現咽喉痛、胃部不舒服的情況，只要不影響飲食，一般四、五天之後就恢復正常了。如果不舒服，可能是自己胃腸太敏感，要及時地諮詢主治醫師，評估狀態。

表格二：大腸鏡檢查的注意事項

大腸鏡檢查適應症	•原因不明下消化道出血，包括明顯出血或持續潛血陽性者。 •腹痛、裡急後重、黏液血便、大便習慣改變、慢性腹瀉、便祕、排便困難、貧血、不明原因的體重減輕、乏力。 •大腸癌手術後通訊診療，大腸瘜肉摘除術後通訊診療，對某些癌前病變做定期防癌通訊診療，藥物療效觀察通訊診療。 •四十歲以上、男性、有大腸癌家族史者。
大腸鏡檢查禁忌症	•肛管直腸狹窄，腸鏡無法插入者。 •有腹膜刺激症狀者，如：腸穿孔、腹膜炎等。 •肛管直腸急性感染或有疼痛性病灶，如：肛裂、肛周膿腫等。 •各種急性腸炎、嚴重的缺血性疾病及放射性結腸炎，如：細菌性痢疾活動期、潰瘍性結腸炎急性期，尤其暴發型者。 •婦女月經期不宜檢查，妊娠期應慎做。 •年老體衰、嚴重高血壓、貧血、冠心病、心肺功能不全者。 •腹腔、盆腔手術後早期，懷疑有腹膜炎、腸穿孔、腸漏或廣泛腹腔粘連者。 •小兒及精神病患者不宜施行檢查，若非做不可，可考慮在麻醉下檢查。 •白蛋白過低，嚴重營養不良。 •腹主動脈瘤。

大腸鏡檢查困難人群	● 過於消瘦者、老年人——腸道張力差。 ● 過於肥胖者、腹部大者——腸腔寬大，缺乏支點，套疊不好，用鏡多。 ● 腹部、盆腔手術史致腹腔廣泛牽連者。 ● 長期頑固便祕者。 ● 耐受性差者。 ● 嚴重結腸黑變病者。
大腸鏡檢查前的飲食規定	**24小時前低渣飲食：** ● 馬鈴薯、豆腐、豆漿、豆腐腦、菜汁、蛋、粥、爛飯、麵包、軟麵條、餅乾。 ● 切碎製成軟爛的嫩肉、動物內臟、雞、魚等。 ● 去皮質軟的瓜類、胡蘿蔔等。 **禁用食物：** ● 各種粗糧、整粒豆、堅果、油炸油膩食品。 ● 刺激胃腸道的食品：辣椒、胡椒、咖哩等。 ● 含纖維素的食物：葉類蔬菜、蘋果。 ● 帶籽的水果和食物：西瓜、葡萄、火龍果、奇異果 ● 顏色混淆的食物：番茄、西瓜、毛血旺、果凍，有色飲料、奶以及乳製品。

大腸鏡檢查前的清腸準備	**清腸目的：** •腸道內清潔度高，可為檢查醫師提高視野的清晰度；保證檢查過程安全、順利；減少檢查時間，減少患者痛苦；減少誤診、漏診，提高診斷準確性。目前，口服瀉藥是在臨床上最常用、最可靠和最安全方法之一。
大腸鏡檢查前的清腸準備	**清腸方式：** •聚乙二醇電解質散（舒泰清）口服後幾乎不吸收、不分解、不代謝；有效鎖住水分，刺激腸蠕動，沖刷灌洗腸道，引起水便以清潔腸道；內含有與腸腔內環境相似的電解質成分，更接近結腸生理環境維持清腸前、後體水和電解質平衡；腸道清潔度高，失敗率低，不良反應少，順應性高，基本滿足理想腸道準備要求。 ①服用時間／方法：檢查前一日晚餐後（晚上六～七點）服兩盒，當日晨起四～五點時服三盒，共五盒。一盒（六袋A劑＋六袋B劑）溶於750ml溫水中，每三十分鐘服750ml。服用期間，來回走動，輕揉腹部，加快排泄。 ②終點：排泄五～八次後，呈無色或黃色透明水樣便時服藥即終止。 ③清腸後應嚴格禁食。聚乙二醇電解質＋西甲矽油、橄欖油等，可進一步改善腸道環境，減少泡沫形成、提高可見度，或減少液體攝入量及提高右半結腸清潔度等。 註：迴腸功能障礙、消化道穿孔、憩室炎、腸梗阻者不宜清腸

06 好的調養勝過一切好的治療

走在去二十三床查房的路上，我頭腦中一直在演著電影，想像著自己能不能做好導演和男主角。

這叫我怎麼開口說才好呢？

病理報告赫赫在目：印戒細胞癌。惡性程度很高。

超音波和電腦斷層報告顯示癌細胞在腹腔內多處轉移，這也解釋了患者為什麼一直在腹脹。

五十六歲的老爺子，正處於現代社會的中老年時期，而這個結果首先擊碎了家人的心。

兒子帶著哭腔對我說：「還是不說吧！大夫，你根據他的病情給他一個不太嚴重的診斷，我們不想讓我父親知道了。」

兒子話沒說完，眼圈已經紅了。

說還是不說，是擺在癌症家屬面前的一道難題。對於醫生來說，這樣的場景司空見慣。無非是運用醫學知識，來進行合情合理的掩蓋，做好導演和男主角。

回憶著剛才在醫生辦公室的場景，我已經走到了二十三床面前，這時候老先生的微笑，讓我想起來在日本學習的歲月。

在日本學習時期，指導老師得到醫學的結果總會特地和患者進行溝通，而癌症只是疾病的一種類型。

回到國內的診療，一時間也讓我困惑，曾經想過，如果是自己得了絕症，究竟是糊裡糊塗地活著，讓人哄著，還是知道結果，惶惶不可終日，抑或成就一番勵志的演說和事蹟。我也很難說清楚。

在沒有清楚之前，我還是順從家屬的意見，給老張編了一個消化性潰瘍的診斷：「老張，別擔心，就是胃和小腸有了潰瘍，消化不了裡面的食物，所以有點堵上了，別擔心，好好吃藥就會好起來。」

老張緊繃的臉立刻舒緩了，微笑說：「聽了大夫這話，我就放心了。」

罪惡感和成就感瞬間齊頭並進升上我的心頭，胸襟中的感覺極其複雜和微妙。我盡量不去看老張的眼睛，而是伏下身子，給老張把把脈，告訴他，挺好的，一切都在恢復中。

此刻，讓我不禁想起一句歌詞：總是幻想海洋的盡頭有另一個世界……說著言不由衷的話，戴著偽善的面具……聽見水手說，他說風雨中這點痛算什麼，擦乾淚，不要怕，至少我們還有夢……。

我的老師教導我，對於腫瘤患者，特別是胃癌患者來說，不同的類型，我們還有不同的治療方案。

中西醫合作的診療方案包括——

第一種類型，如果患者的癌細胞沒有轉移，並且有手術治療的機會，那麼，我們中醫會積極地與外科聯繫，因為可以徹底治癒胃癌的只有手術切除。

第二種類型，如果已經轉移，或者是失去了切除的機會，那我們要看這種胃癌腫瘤的類型可不可以進行化療和放射治療，同時用中藥來緩解放射治療、化療的副作用，延長生命。

第三種類型，如果失去了切除根治的機會，放射治療、化療的效果也不好，而患者沒有放棄自己，那麼，這時候，我們就要給予患者——希望。

這時候，我們所做的一切，都是為了希望和夢想。「他說風雨中這點痛算什麼，擦乾淚，不要怕，至少我們還有夢……。」

電視劇《心術》中，醫生之間的對話，是在糾結開不開刀。

實際上，我們用刀治療的不是患者的身體，而是他們的心理和靈魂。我們開出的沒有療效的處方，就是「導演」和「演員」之間最重要的道具，它給予患者希望，也給予醫生希望。

我握著老張的手，用力捏了捏他的骨頭，手心的溫度在傳遞。我又朝床旁的家屬點點頭，兒子迷惑和呆滯的目光，也似乎一下子有了靈氣。此時有一股暖流，通上了我的心頭。

好好休息，明天會好的……。

誰才是腫瘤癌症患者的守護神？

下班的途中，周阿姨用通訊軟體對我說：「李大夫，你上次開的處方超讚，我父親的肺部積液也吸收了，真是太神奇啦！你看看這個片子。」

果然，雖然癌腫還在，但是感染少了很多，最關鍵的是，整個人飲食好了，大便通暢，可以下來走路了。

門診經常遇到腫瘤患者，他們總是在每個階段尋求中醫湯藥的治療。其實，不論是消化道腫瘤，還是其他腫瘤，消化醫生的湯藥是非常重要的事情。對於所有腫瘤患者來說，消化科大夫都是他們的守護神。

為什麼我會這樣說呢？

我們先來看一下腫瘤患者的需求：

第一，說起來容易，做起來卻很難。

隨著現代科技的發展，很多時候患者的腫瘤可以根治。根治面臨著手術或者放射治療、化療，我們先來看手術治療，對於一個需要手術的患者來說，無論哪裡的腫瘤，手術治療都是可以根除腫瘤的手段，但治療起來，可不是說說這麼簡單。

手術會帶來多重的影響，比如術後抗生素的使用，比如手術前後，醫生稱之為手術全期的心理變化及對飲食的影響。對於患者來說，這時患者會感到非常害怕和痛苦，如果及早使用中醫湯劑的治療，就可以有效地緩解緊張，以及對抗手術帶來的不良反應。

再拿放射治療、化療來說，就是兩個詞說三遍，噁心嘔吐，噁心嘔吐，還是噁心嘔吐。隨後就是消瘦，身體免疫力下降。

無論是手術還是放射治療、化療，在根除腫瘤的同時，也會對自身造成一定的損傷，這個和治療是相伴的。

也就是說，前線要打仗，後勤要跟上，沒有後勤的話，前線的進攻也會掣肘。就像諸葛亮六出祁山，為啥沒有成功呢，就是後方供給沒有做好。對於腫瘤的治療，根除切掉最重要，然而，手術全期的飲食和正常生活，也同樣需要中醫消化內科做出有力保證。

對於手術全期的患者，我們通常選用中醫經典方劑八珍湯和逍遙散來健脾益氣、補養氣血和疏肝理氣。

抗腫瘤一號方

炙黃耆30g 當歸10g 茯苓15g 川芎6g
白芍12g 太子參15g 陳皮10g 炒白朮15g
柴胡12g 乾薑6g 黃連6g 厚朴10g
枳實12g 菟絲子15g 砂仁6g 炙甘草10g

對於手術全期的腫瘤患者，最重要的就是補養身體的氣血，用**黃耆八珍湯**氣血雙補，心情的調養，選用經典的**逍遙散**，同時加用黃連、厚朴，化濕理氣；用菟絲子，補腎養血。各不相同的中藥進行有效的組合，形成一個對付腫瘤手術全期的方案。我們稱之為「抗腫瘤一號方」。

第二，要有與腫瘤和平共處的心態。

對於不少腫瘤患者，在得知被腫瘤攻擊的時候，已經沒有辦法手術了，要不就是有腫瘤的地方太多，要不就是已經轉移，要不就是和重要臟器離得太近，所以，只能透過放射治療、化療解決，甚至放射治療、化療都已經沒用了。那這個時候怎麼辦？不是一句「滾蛋吧，腫瘤君！」就能解決的。

面對這種情況，最重要的就是，和腫瘤和平共處，建立一種新的秩序，盡量延長生命，並在可能延長的生命裡，生活得更好，提高生活品質。

在健脾益氣、補腎養血扶正的基礎上，醫生也會派出抗腫瘤的「特戰部隊」，對腫瘤進行防禦。如果說手術是我們對腫瘤作戰的進攻，那在這個階段，我們的主要方向就是防禦了。

抗腫瘤二號方

炙黃耆50g	當歸10g	茯苓15g	川芎10g
白芍12g	黨參15g	炒白朮15g	半枝蓮15g
柴胡12g	露蜂房15g	山茨菇10g	枳實12g
砂仁10g	菟絲子15g	炙甘草10g	
白花蛇舌草15g			

一邊扶正，一邊驅邪，面對身體內「國破山河在」的情況，我們只能維持治療。在補益氣血的同時，進行有限的抗腫瘤治療。但這裡面最重要的就是，在敵人大舉進攻之前，守住自己的陣營，並且能夠運轉正常。此所用的湯藥，我稱之為「抗腫瘤二號方」。

總之無論哪種情況，對於患者和消化科大夫來說，最重要的就是：吃得好，睡得香，排便好。我們努力的方向也是這個。把問題簡單化，是醫病共同追求的目標。

腫瘤康復綜合調護辦法

①根據自己的經濟實力，選擇一個郊外的空間，定期約朋友聚會，學會創造開心快樂。

②找一個環境好的地方，包一處院落，呼吸著新鮮空氣，種種花、養養雞鴨，過一種慢節奏的生活。

③時常到戶外，看看鳥語花香，靜靜地讀一本書，每週一次即可。

④按照之前制定的處方，抗腫瘤一號方和二號方，定期複檢和服藥。

⑤寫一本日記，或者讀書筆記，分享給和你聊天的人。

對於不少已經罹患腫瘤的人，可以按照甫寸腫瘤康復綜合調護單元進行治療，還可能創造出生命的奇跡。對於沒有腫瘤，想預防的人，可以去掉服用處方，其他的同樣執行即可。

不敢說這樣的方案包治百病，但是卻可以說對預防腫瘤發生還是有一定的效果的，不信你就試試看。

【NOTE】

第五章

最頭痛的嬰幼兒問題，也有輕鬆治療方法

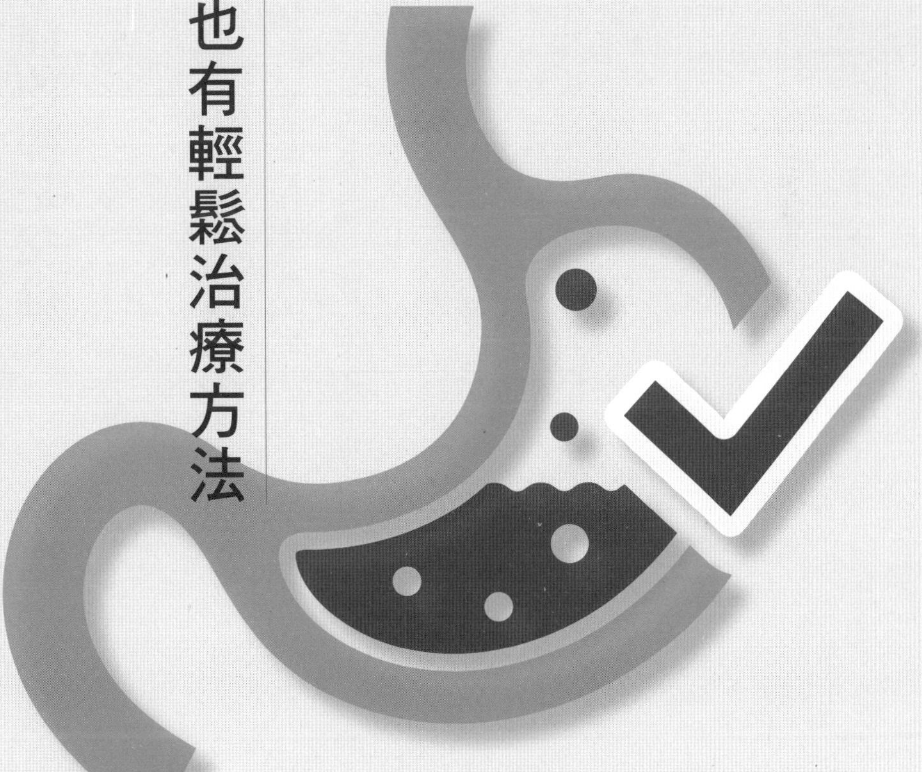

01 咳嗽的是孩子，心痛的卻是父母

陳某帶著自己的兒子小飛走進了我的門診。告訴我小飛今年九歲了，總愛咳嗽，而且每次吃飯的時候只吃一點兒飯就飽了，想讓我具體診斷一下，看孩子哪裡出現了問題。

為什麼小孩容易咳嗽？

還沒有等我回應對方，陳某便問：「小飛是不是積食呢？我聽別人說積食可能導致脾胃不好，而咳嗽就是脾胃不好引起的。小飛的脾胃確實不好，李大夫請你幫小飛調理一下⋯⋯。」

陳某正在說著，小飛又咳嗽起來⋯⋯。

由於咳嗽，孩子小臉通紅，但卻沒有聽到咽喉有呼嚕呼嚕的聲音。

我便問：「應該咳嗽的時間很長了吧？」

陳某說：「至少有兩個多月的時間了。之前沒有太放在心上，而且只是偶爾咳嗽，有時候半夜會咳嗽醒來，但後來有些嚴重，經常咳嗽到上氣不接下氣，甚至咳嗽得將吃下去的食物都吐出來。他也去了不少的醫院，看了不少的醫生，吃了不少的中藥和西藥，但咳嗽的情況沒有絲毫的緩解，甚至越來越嚴重，而且總是反反覆覆，讓我不知所措啊！」

我正在分析小飛的病情……陳某又說：「你一定要給我的孩子好好看一下，我可是熟人介紹來的，我聽說他們班級有同學的腸胃不好，就是你給調理好的。那你也可以給我們小飛的脾胃調一調，我覺得只有這樣才能將他頑固的咳嗽徹底治療好！」

說真的，我很感謝那些信任我的朋友，正是這份信任，使得患者更加配合我的工作，也正是這份信任，使我更加自信。這樣不僅能順利地將患者的疾病治療好，而且患者朋友還會把我推薦給更多的病人，這也使我肩上的責任更重了。

五臟六腑皆令人咳，非獨肺也

早在遠古時期，黃帝和岐伯就在朝堂之上討論過咳嗽的原因，得出的結論是：「五臟六腑皆令人咳，非獨肺也。」這句話也成為中醫界的名言。

到了清代，沈金鰲[1]則笑眯眯地捋著鬍子，教誨他的學生：「肺不傷，不咳；脾

1 編註：清代醫學家，著有《沈氏尊生書》。

不傷，不久咳；腎不傷，火不熾，咳不甚。」你知道什麼意思嗎？

回到現代，在中醫藥大學附屬醫院的臨床教學過程中，對用**參苓白朮散**和**小柴胡湯**而痊癒的咳嗽患者，老師做了梳理。五行對應五臟，母病及子，那麼也有子盜母氣。咳嗽肯定和肺相關，肺逃脫不了關係。然而，人體的內部是一個整體，彼此的關係非常重要，這就像一個公司，各個部門相互制約。肺和脾是金和土的關係，五行相生相剋，才會運轉正常，如果一臟有病，也會牽連其他臟器。土生金，土為金之母，金有了問題，也會子盜母氣，對脾造成影響。這裡面的關鍵問題是，咳嗽時間長了傷及脾胃，會進一步導致肺氣的不足。

可見，無論是古人還是現代人，對咳嗽都有著深刻的認識。咳嗽的時間長了，或者說久治不癒，就不能簡簡單單認為是肺的問題了，因為脾不傷，不久咳。

根據陳某對兒子病情的描述，我判斷一定是傷到了脾胃，或者說，原來脾胃就不足，肺脾同時虛弱。

對於西醫來說，咳嗽日久也不再是咳嗽的事情，而是「咳嗽變異性哮喘」。「咳嗽變異性哮喘」是由呼吸道痙攣而出現的情況，此時患者不能再使用抗生素，而應服用有助於舒緩呼吸道痙攣的藥物。

中醫認為要健脾養陰，培土生金，來治療咳嗽變異性哮喘。

這時候我往往選用的止咳方是：**人參敗毒散**。這個方子，稱之為敗毒散，其實裡面清熱解毒類的藥物並不多，而是以四君子打底，是穩當的健脾藥。用這個方法，我在消化科門診治好了很多小朋友的咳嗽。

對於小飛久治不癒的咳嗽，我依然採用這個方法。這個方法不僅效果明顯，基本上都是三服藥就痊癒，而且花費極少，不到三百元就可以搞定。

可能我這樣說很多人不相信，甚至會問，有這麼神奇的藥物嗎？有這樣好的大夫嗎？當然有。不是所有的藥物都能立即見效，正經的大夫也沒有敢打包票的。但是用這個方法治療小朋友的久咳不癒，八九不離十能治好。

當然，「藥到病除」的治療方法，仍然需要患者與醫生正確溝通，這樣便於醫生準確地辨證和開處方。

兒童長時間咳嗽的治療方法

我給小飛開了處方，經過短短三天的治療，陳某說兒子咳嗽的頻率已經減少一半，尤其夜間孩子可以睡個安穩覺了。複檢的時候，我又給他開了五天的藥物。後來，小飛的咳嗽基本止住了。看到兒子病情好轉，陳某的臉上也露出了笑容。

我也不繞彎子了，我將用以治療小飛咳嗽久治不癒的處方告訴大家，希望對大家有用。

當然，要用這個處方，還得符合以下幾個基本條件：

①咳嗽已經超過一個月，依然沒有痊癒的跡象，尤其白天症狀較輕，夜間咳嗽較為嚴重，甚至咳嗽到嘔吐。

②患者表現出的症狀就是咳嗽，不發熱，也沒有痰，或者有極為少量的痰。

③除了咳嗽之外，患者還伴有消化不良，或者是便祕的情況。

治療久治不癒的咳嗽，不是簡單治療肺，而是運用肺脾同治的方法——可以採用「健脾養陰治咳方」，專治兒童久咳不癒。

健脾養陰治咳方

太子參15g　茯苓15g　枳殼10g　桔梗10g
柴胡12g　前胡12g　羌活10g　烏梅10g
川芎6g　薄荷6g　麥門冬10g　枇杷葉12g
陳皮10g　萊菔子12g　蘆根20g　炙甘草6g

煮水代茶飲三天。

當然，還要看具體情況，觀察三天，如果沒有任何好轉，甚至加重，建議及早去醫院就診，進行重新評估。

調整消化功能可以治療肺部疾病，是中醫「培土生金」原則的運用。我們認為土生金，補脾胃可以治療肺部的疾病，那麼調整脾胃，是否可以治療其他疾病呢？

這個問題的答案是肯定的。黃元御[2]在《四聖心源》中就提道：「土樞四象，一氣周流。」

曾經有個病人小蘭，因為不孕的問題來找我，希望我透過調理她的脾胃，助她懷孕。後來，在我的慢慢調理之下，她的脾胃好了起來，也順利懷孕了，就是因為「土樞四象，一氣周流」，這是脾胃和腎、子宮的關係。

還有病人老楊，因為脾胃不足，營養代謝不好，出現了代謝物質堆積，患上了口腔潰瘍，後來在我的調理下很快恢復了健康，減少了復發。

至於我在門診中遇到的皮膚痤瘡的患者，透過調理脾胃而治療好的，更是不勝枚舉。「胃不和則臥不安」，透過調理胃來治療神經系統失眠的人更是不少。

這都是透過調理脾胃與其他臟腑的關係而治療的疾病，找到疾病的根本，才是解決這些問題的關鍵，要不然，只是揚湯止沸，不能釜底抽薪，斷掉病根。

當然，問題的關鍵也是比較難理解的一點——中西醫對人體的劃分是不同的，脾胃中的脾，在西醫看來，就是一個藏血的臟器，有形有實；而中醫認為脾就是消化系統的原動力，大致相當於消化系統，包括膽囊及部分肝臟和胰臟的作用。可見，中西醫的「脾」寓意是不同。

2 編註：清代醫學家，著有《四聖心源》等作品。

02 加油，使勁加油！你的便便露頭啦

我們在養育孩子的時候，不是擔心孩子吃不飽，就是擔心孩子穿不暖，為此沒有少挨家中老人的批評，他們經常掛在嘴邊的一句話就是：「要想小兒安，三分饑與寒。」什麼意思呢？就是說如果我們要想孩子健健康康不生病，就不要讓他吃得太飽，穿得太暖。

嬰幼兒消化系統的發育非常重要，由於嬰幼兒的成長對於消化系統的影響都潛移默化在胃口上，所以，正確的餵養對於嬰幼兒及兒童的消化功能具有重要的意義。

消化不良是便祕的主因

功能性消化不良是兒科常見的就診原因。這是一個慢性的疾病，但是影響深遠。對於主訴表達清楚的大一些的兒童（四歲以上），可以參考成人進行診療，按照《羅馬Ⅲ》（一本關於功能性胃腸障礙的研究書）標準，並根據主要症狀的不同，將功能性消化不良分為餐後不適症候群（表現為餐後飽脹或早飽）和上腹痛症候群（表現

為上腹痛或燒灼感）兩個亞型。

具體治療方法也可以參考成人的消化不良進行診治。

那麼，導致嬰幼兒便祕有哪些原因呢？

目前認為嬰幼兒便祕是多因素綜合作用的結果，如：胃腸運動功能障礙、內臟高敏感性、胃酸分泌異常、幽門螺旋桿菌感染、精神心理因素等。最主要的是兩個原因——先天和後天。先天就是遺傳的因素，爸媽給的體質，這個沒法改變；後天是指後天養成的習慣，和家長息息相關。

比如說，看到孩子不吃飯，就追著使勁餵，孩子邊跑邊在不斷的威逼利誘中吃一口；有的家長太溺愛孩子，孩子想吃什麼就給他買什麼，使孩子變得肥胖；零食吃得太多，到吃飯的時候孩子什麼都不想吃。這些習慣都是嬰幼兒及兒童消化不良的真實原因，對於再大一些的孩子，我見到的最主要的病因就是家長對孩子干涉太多，兒童總處於壓力的狀態，導致身體內的激素分泌失調，影響胃腸功能導致消化不良。這個原因比較隱密，但是確實在我的門診較為常見。

中醫有一句常用的話：「寧治十男子，不治一婦人，寧治十婦人，不治一小兒。」這說明了小兒診療的艱難。小兒稱之為啞科，很重要的問診無法實現，只能憑藉「望、聞、切」的回饋進行診斷和評估。當然，兩歲以上的兒童就好一些。

另外，兒童生長發育快，用藥後的反應也快，所以，疾病的變化尤其迅速。

怎麼判斷兒童消化不良

小孩子便祕的直接原因就是消化不良。

判斷小孩是否消化不良，一看外表就能夠看出來。比如，小孩不想吃飯，面黃肌瘦，而且身體單薄，甚至偏瘦，這些都是消化不良的表現。

當然除了外人一眼能夠看到的，還有一些症狀，小孩自己感受最深刻。比如，上腹痛、腹脹、胃脹氣、早飽、噯氣、噁心、嘔吐、上腹灼熱等。這些症狀持續存在或反覆發作，但缺乏特徵性，並且這些症狀極少全部同時出現，多出現一種或數種。確定沒有其他因素導致這些症狀的話，就可以診斷為便祕。

到了假期，門診中大大小小的兒童逐漸增加，無論是眼科、皮膚科、呼吸科，還是我們消化科。

我在門診遇到了一個小患者，大概十歲的樣子，她叫小黃，和她的媽媽剛一走進門診我就判斷她是消化不良，因為她面黃肌瘦、頭髮枯黃，一副有氣無力的樣子，絲毫沒有小孩子那種活潑好動的勁。

當我開口問她哪裡不舒服的時候，小黃的媽媽搶先回答道，這孩子什麼飯也不好好吃，無論自己做多麼好吃的東西，她就是不吃。

沒有等到我開口，小黃就反駁了她媽媽，意思就是自己很健康，是她的媽媽非得逼著她來看醫生。

母女倆似乎要幹起架來。我便問，你們是來看病的，還是來吵架的？

小黃的媽媽趕緊說：「聽醫生的，聽醫生的。」

小黃在旁邊撇撇嘴，沒有說話。

我便問：「你具體有什麼症狀？」

其實，我想問小黃，但是她的媽媽搶著回答說：「就是不愛吃飯，即便吃也是一點兒，還不如一隻貓吃得多，對了，她經常打嗝，無論吃或者沒有吃飯總打嗝，還胃酸逆流。」

我又問：「這種情況持續多久了？」

小黃的媽媽又搶答道：「足足有半年了。」

我擺了擺手，示意讓小黃自己說，因為病人的情況病人自己最清楚。

小黃說：「也就兩、三個月吧！」

「胡說，至少也有半年了……。」小黃的媽媽爭辯道。

眼看母女倆的戰火又要燃燒起來，我趕緊勸住了她們。

其實，兒童是否消化不良判斷的方法很簡單，如果每週出現一次疑似消化不良，症狀持續兩個月以上，並且符合下面的條件，就可以認定為消化不良。

具體符合哪些條件呢？

腹部斷斷續續出現疼痛，每天起床吃早飯的時候，感覺不到一點饑餓感，甚至感覺到很飽，並且伴隨嘔吐、胃酸逆流、噁心、打嗝等症狀；很多人覺得只要排便了就會改變這些症狀，其實在排便之後，症狀依然得不到緩解；無發炎性、解剖學、代謝性或腫瘤性疾病的證據可以解釋兒童病患的症狀。

根據我對小黃的問診，她不僅符合我上面所說的症狀，而且大便很乾、很臭，她曾經在她媽媽的帶領下去過好幾家醫院，還讓中醫開藥進行調理，但是效果並不明顯。綜合上述，我已經判斷出小黃就是消化不良。

當我將診斷結果告訴她們的時候，小黃一副滿不在乎的表情，反而是她的媽媽顯得很著急。

我想不管小黃承認不承認，小兒消化不良的診斷，已經在她身上確定了。其實，消化不良是一種功能性病變，各種實驗室檢查、放射學和內視鏡檢查往往無陽性發現。近年來，隨著胃電圖、胃動力檢測的開展和應用，其輔助診斷方法有了許多新進展。

小黃雖然年紀很小，但是卻有厚厚的檢查報告。常規的血尿便檢查，都是陰性結果。她在其他醫院還做了一個體表胃電圖檢查。這是一種非侵入性地評估兒童病患不良胃肌電活動的有效手段。當前的研究表明部分消化不良兒童病患胃竇移動性運動複合波活動明顯減少。兒童病患胃動過緩比較多見，而食慾減退的兒童病患胃竇電活動亢進更多見，小黃的胃電圖檢查可以提示胃平滑肌的不良運動，對她消化不良的診斷有輔助意義。

小黃還做過一個胃動力檢測。

大部分消化不良的兒童病患有胃動力異常。胃動力檢測法透過超音波瞭解胃排空情況，觀察胃竇收縮頻率、幅度，為臨床診斷消化不良提供客觀依據，並可在通訊診療過程中對療效進行評估。檢測方法具有無痛性、無創性、經濟、簡便、避免射線照射等優點，兒童病患及家長易於接受。兒童病患要盡量在三歲以上，這樣能保證他與醫生語言溝通無障礙，而且有一定的自控能力，能夠配合醫生做相關檢查。

當然這些檢查只是一些輔助手段，因為每個兒童病患不同，所處的階段也不同，也有可能當時檢查的時候是胃動力不足，但過一段時間就好了。所以，這些只是一個診斷的參考。臨床診斷中，能做出診斷的是面診的醫生，而不是機器，只是有的機器診斷參考價值大，而有的機器診斷參考價值小。

除此之外，小黃還做了常規的超音波、血尿便常規檢查、肝腎功能檢驗，還有一個兒童胃鏡，幾乎把兒童消化方面能檢查的都檢查了一遍，除了顯示胃動力不足和胃平滑肌的不良運動，其他都是正常的。

當然，小黃除了消化不良，還有兒童便祕的問題。小兒便祕主要是指排便時間間隔太久，一般超過兩天，雖然有便意，但就是拉不出來。

當我提醒小黃要注意營養均衡的時候，她的媽媽又是一頓牢騷，抱怨小黃是活該，只愛吃肉，蔬菜一點兒也不吃，即便飯菜裡面有點綠菜葉子，也都被小黃給挑出來扔掉。

小黃氣得直翻白眼……。

兒童為什麼容易出現便祕呢？

兒童出現便祕是多種原因造成的，比如生活起居、飲食習慣、身體素質、精神狀況等都有可能造成便祕，但最直接的原因就是——結腸。

當結腸吸收水分增多的時候，大便必然乾燥，還會造成胃動力不足，自然就出現便祕。

那麼，到底什麼原因導致兒童便祕呢？

第一，飲食搭配不合理，導致便祕發生。

大便是我們吃飯之後，經過腸道消化吸收，剩下的排泄物。那麼，我們何不從「源頭」進行治理呢？源頭是哪裡？源頭就是食物。如果我們所吃的食物蛋白質很多，但碳水化合物卻很少，導致腸道菌群對腸內部發酵作用必定減少，這樣容易使得大便乾燥，排便困難；相反，如果食物中碳水化合物比較多，導致腸道發酵菌增多，就容易導致拉稀；如果食物中有較多的鈣化酪蛋白，糞便中不能溶解的鈣皂增多，就會導致大便量明顯增多，且容易便祕……。

第二，生活規律被打破，導致腸道功能紊亂。

如果之前小孩的大便一切都正常，但是有一天由於某種原因打破了這種規律的生活，那麼身體各種器官的功能也都被打破了，比如腸道功能紊亂就是其中之一，只是我們沒有察覺到而已。

我舉個很簡單的案例。我家的孩子，在家的時候一切正常，該吃飯的時候吃飯，該大便的時候大便。可是，在上幼稚園之後，情況突然發生了變化，經常出現便祕現象。這就是在家養成的生活習慣，突然被上學打亂了。

在家想吃飯的時候就吃飯，在學校不能隨便吃；在家想排便的時候，就可以進行排便，在學校不能想拉便便就拉便便，孩子不敢跟老師說，就只得憋著、忍著，然後在老師規定的時間內，小朋友一起排隊拉便便。在最想拉便便的時候，強忍著，在不想拉便便的時候，卻讓他拉便便……忍著不大便，導致腸道蠕動減少，就很容易出現便祕。

第三，身體素質、生理、遺傳都可引起便祕。

如果孩子的身體素質很差，每天都病懨懨的，總是一副有氣無力的樣子，必然是胃動力不足。胃動力不足會導致腸道蠕動緩慢，引起大便乾燥，最終產生便祕。另外，如果我們有先天性巨結腸症、肛門狹窄、脊柱裂等疾病也會引起便祕。有的小孩便祕還可能是家族遺傳所致……便祕的因素很多，關鍵要找準原因，有針對性地治療，才能收到立竿見影的效果。

第四，精神受到刺激或者長時間的壓抑也會產生便祕。

如果小孩的精神受到突然的刺激，或者精神上受到長期壓抑，也可能導致便祕。比如有的小學生，從無拘無束的幼稚園突然升到小學一年級，角色還沒有轉變過來，就得拿筆寫字、算數，本身精神壓力就很大。再加上望子成龍、望女成鳳的家長，逼著孩子進步，從一年到二年級、三年級……孩子的便祕出現了，而且還是頑固性的，可是家長絲毫沒有想到是這個原因……。

根據兒童便祕的各種原因，再結合小黃的具體情況，我給出了明確的建議：

①改掉偏食的習慣：懂得合理搭配飲食，保持營養均衡，少吃過甜的食物，少吃肉類，多吃瓜果蔬菜。

②保證排便時間要有規律：如果每天早晨有排便的習慣，那麼就不要打破這個規律。該排便的時候就去排便，不能因為起床晚了，著急上學就不大便。即便請

假，也得排便。我們經常遇到這種情況，突然想大便，可是當時手頭有任務，於是強忍著，忍著忍著就沒有大便的感覺了，這是很可怕的。長此以往不僅會導致便祕，還有可能影響一個人的容貌。因為便祕會使人長痘，讓皮膚失去光澤，這點對女孩子來說尤其是重要。

③加強身體鍛鍊，遠離便祕：其實，無論是生理上的因素，還是遺傳因素所引起的便祕，都並非不可改變。只要我們加強身體鍛鍊，有強健的體魄，便祕自然遠離我們。具體怎麼鍛鍊呢？可以跑步、跳遠、引體向上，還可以對腹部進行按摩等。

④保持一顆愉悅的心情：我們經常在網上看到這麼一句話：「除了生死，一切都是擦傷！」所以，當我們面對生活中的困難的時候，要懂得自我解壓，時刻讓自己的內心保持愉悅。心情好了，身體充滿活力，學習才有勁頭，便祕才不再纏上我們。

兒童便祕檢查要到位

小孩子便祕的時候，最著急的還是家長。家長恨不得自己代替孩子生病。於是，有些家長病急亂投醫，反而可能耽誤了孩子的病情。我在這裡要告訴家長的是，當孩子出現便祕的時候，不要著急，在必要的情況下，給孩子做以下檢查就可以了。當然，有的小朋友經過藥物調整，可以恢復，也就沒必要做過多的檢查了，如果沒有恢復，就需要考慮在醫生的指導下做檢查了。

一、消化道的鋇劑X光攝影

可以根據鋇劑在消化道內運行的情況，瞭解結腸的運動功能狀態，區分張力減退性便祕和痙攣性便祕，並可及時發現器質性病變，例如：先天性巨結腸症、腫瘤、結核等。

二、大腸鏡

乙狀結大腸鏡及纖維結大腸鏡檢查，這幾種檢查可直接瞭解腸道黏膜狀態。糞便的滯留和刺激使結腸黏膜——特別是直腸黏膜產生不同程度的發炎性改變，表現為充血、水腫、血管走向模糊不清等。

此外，在痙攣性便祕可見到腸道的攣縮，使腸腔變窄。

三、肛管直腸測壓術

肛管直腸測壓術是兒科常用的一種瞭解直腸肛門功能障礙的技術，遇有嚴重便祕的兒童病患可用測壓術確定直腸擴張時的阻力、肛管的靜息緊張度、肛門隨意肌收縮的強度及兒童病患對直腸擴張的自我感覺，並可對肛門括約肌反射做出評價。

四、肌電圖

對盆底肌和肛外括約肌進行肌電圖觀察是評價慢性便祕的有用方法，正常小兒排便時肛外括約肌張力下降，而便祕兒童病患僅四二%有恥骨直腸肌或肛外括約肌出現肌電活動下降。

五、X光排便攝影

近年來隨著排糞造影檢查法的臨床應用，可對肛門括約肌和肛門直腸做靜態及動態觀察，並可快速拍攝（每秒二～四張），連續觀察排便動作全過程。

兒童消化不良及便祕用藥物的緩解的方法

消化不良的西藥治療如下。

一、促動力藥

目前常用促進胃排空的藥物主要有：

①多巴胺受體拮抗劑：甲氧氯普胺，具有較強中樞止吐作用，可增強胃動力。但因其可導致錐體外系反應，故不宜給嬰幼兒使用，也不宜長期大劑量使用。多潘立

酮是選擇性外周多巴胺D_2受體拮抗劑，不透過血腦屏障，無錐體外系不良反應，能增加胃竇和十二指腸動力，促進胃排空，明顯改善功能性消化不良兒童病患餐後飽脹、早飽等症狀。但長期使用可引起血泌乳素升高，個別患者出現乳房脹痛或泌乳現象。

② 5羥色胺4（5-HT4）受體激動劑：枸櫞酸莫沙必利，可明顯改善早飽、腹脹。

二、抗酸及制酸劑

目前臨床上常用的抗酸劑有鋁碳酸鎂、複方氫氧化鋁、碳酸鈣口服混懸液等，可以緩解腹痛、反酸、胃灼熱等症狀。制酸劑包括H_2受體拮抗劑（H_2RA），如西咪替丁片、雷尼替丁、法莫替丁等；和質子泵抑制劑（PPI），如奧美拉唑。這類藥對於緩解腹痛、反酸、胃灼熱等症狀有較明顯的作用。

三、腸道益生菌的應用

乳酸桿菌等腸道益生菌的作用除了能抑制腸道病原菌的生長、增強機體免疫功能外，還參與了內源性物質的消化分解，透過增強或降低消化道酶的活性，或產生各種消化酶而促進消化。

兒童便祕應該選擇哪些外用藥物呢？

① **甘油球**：塞入肛門，為輕刺激性導瀉藥，用藥後數分鐘即可排便。

② **甘油／氯化鈉**：（含山梨醇、甘油或硫酸鎂）先用少許塗潤肛門，然後徐徐插入肛門將藥液擠入，數分鐘內即排便。

③ 在家可戴橡皮手套用小指蘸少量液狀**石蠟**（石蠟油）、**肥皂水**，或者**凡士林**，插入肛門通便。

④ **灌腸法**：用一～二％肥皂水或生理鹽水，其溫度與室溫接近，灌腸法刺激性較強，非特殊需要不採用。

這些方法需要在醫生的指導下進行，並且不宜長期使用。臨時使用栓劑進行排便是可以的，不過我們最終還是希望患者能建立自身的排便習慣。

根據小黃的狀態，我選擇了「兒童健脾方」，這也是兒童消化不良和便祕的最常用處方。

兒童健脾方

太子參10g　茯苓10g　生白朮30g　枳實10g
荷葉5g　陳皮6g　麥門冬10g　生甘草6g

其中太子參、茯苓、生白朮作為治療團隊的主要成員，針對消化不良的胃腸動力不足，有益氣健脾的作用；而生白朮身兼多職，和枳實、荷葉配合，攻補兼施，作為第二梯隊，加強理氣作用，並用生白朮潤腸通便；陳皮和麥門冬配合默契，功效在於滋陰理氣，加上生甘草和陳皮為潤下丸，進一步完成潤燥和通便的作用。

此方一共有三個團隊，在生白朮和生甘草兩個樞紐的配合下，進行有機結合，共同完成健脾益氣、滋陰通便的作用，透過多個中醫證候的作用靶點，來完成消化不良和便祕的治療。

03 發熱腹瀉，三八·五度是不可逾越的紅線嗎？

我在門診的時候手機往往設置成靜音狀態，主要考慮不想因為手機分心，而耽誤為患者治療疾病。

有一天門診人很多，在我抽空上廁所的時間裡，我打開了手機，發現有十幾個未接來電，一看是我的妻子打來的。我內心不由得一緊張，如果不是特別重要的事情她也不會打這麼多的電話。難道……我越想越著急，趕緊給妻子回撥過去。她著急地在電話中告訴我，閨女彤彤已經拉五、六次肚子了，還吐了兩、三次……。

孩子腹瀉往往與食積有關係

出於職業的敏感性，我根據妻子的隻言片語判斷著，閨女到底是急性胃腸病呢，還是感冒，或者是輪狀病毒感染呢？

妻子沒有聽我過多的分析，催著我趕緊回家。

看到門口排隊的患者，我怎麼好意思回家呢？我坐下來繼續接診。在大概一個小時的過程中妻子又打了兩次電話，我都沒有接到，妻子給我發了一條訊息：「又拉了兩次，全是水，很臭……。」

下班之後，我趕緊向家的方向跑去……。

女兒躺在妻子的懷裡，我摸了摸她的小腦袋，有些發燒。看到妻子滿臉的疲倦，我想接過孩子讓她休息一下，可是孩子卻大哭起來，緊緊拽住媽媽的衣服，不願意到我的懷裡來。女兒平時總黏在我身邊，今天不舒服，不希望我抱她。

女兒彤彤已經拉得有些虛脫，躺在妻子的懷裡怎麼也睡不安心，我和妻子忙前忙後，給她餵奶，給她測體溫，希望她不那麼難受……。

體溫已經達到了攝氏三八．七度。

妻子著急了，問要不要給她吃退燒藥。

我從醫生的角度勸阻了妻子。因為從目前的情況來看，女兒體內的免疫系統已經開始與病菌做鬥爭了，這樣有利於體內病毒和細菌排出……。

當孩子發燒的時候，千萬不要馬上吃退燒藥，否則不利於病毒和細菌的排出，應該仔細觀察。不超過攝氏三八．五度不要吃退燒藥，攝氏三八．五度是絕大多數人的認知，但是根據我個人的臨床經驗，我將溫度設置為攝氏三九度，只要不超過攝氏三九度，孩子的精神狀態良好，可以繼續進行觀察，爭取依靠孩子體內的抗體消滅病毒。我們都知道是藥三分毒，還有一句話殺敵一千自損八百，頻繁吃退燒藥對孩子身體不好，如果形成習慣，孩子再次發燒的時候，抗體就懶得去與病毒、細菌抗爭了，等著我們用藥物干涉。

我根據孩子大便的氣味判斷，應該是食積引起的，再加上體內有熱，屬於陽明熱結旁流，也就是急性感染。

這時候不適合止瀉，最重要的就是祛邪外出，而拉肚子正是人體自我防禦的一個方法。

食積導致的腹瀉常見於兒童和成人，主要病因就是某一段時間，吃得特別多，而忽然一下子著涼，就會誘發腹瀉。食積的狀態容易導致感染的發生，究其原因，就是免疫力下降導致。為什麼這個時候免疫力下降，則需要進一步探討。

我們成年人，容易在勞累時，特別是緊張壓力大時，腎上腺素分泌旺盛，構成了人體的免疫長城，一旦放鬆下來，隨著激素的撤退，很容易導致感染。

中醫認為，有內熱容易招致外感（感冒），有食積容易導致外感，造成發熱腹瀉等症狀。

這一點在兒科發熱腹瀉中是常見的原因，在中醫看來，八〇%的感染是由於食積後身體內有熱才出現的，好多老百姓不明白這個道理。

為什麼會這樣？中醫的解釋是，熱邪導致肌膚腠理開，外邪尤其是寒邪容易侵襲並且入裡化熱，變成熱邪，就會出現發熱和腹瀉。

但這個解釋沒法滿足當前醫學的認識，隨著生活閱歷的增加，很多人逐漸發現，確實是勞累有食積後容易感染腹瀉，面對同樣的細菌病毒，這時候就容易中招，當然和感染程度也有關，同樣的細菌病毒的量，如果同時侵襲一個正常人和一個食積的人，絕對是食積的人中招。不過為什麼這樣，誰也說不明白，也不能說中醫的解釋很牽強，但這實實在在是一個規律，當前現代醫學的水準還很難解釋。然而這個現象確實亙古不變，時刻發生在我們身邊。

從西醫角度來看，發熱腹瀉有細菌感染和病毒感染的區別，對於小孩子來說，更多的是輪狀病毒感染。

正確診斷比治療更加重要

根據女兒彤彤的各種症狀，我最終的結論是：輪狀病毒感染。因為輪狀病毒一般都會引起孩子腹瀉和發燒，這個病毒最容易感染小腸上皮細胞，造成細胞損傷，導致腹瀉。臨床表現為急性腸胃炎，病程一般為七天，發熱持續三天，嘔吐二～三天，腹瀉五天，嚴重的會出現脫水症狀。

妻子聽到我的結論，更加著急了，要我趕緊想辦法解決孩子的病痛，別讓孩子受罪了。

我對女兒彤彤輪狀病毒感染的問題進行了分析：

①傳播源。孩子是否接觸到了輪狀病毒攜帶者？妻子絞盡腦汁想了半天，說和彤彤經常在一起玩的三、五個好朋友都很健康，一般他們誰生病，都會發在群裡討論治療的方法，最近群裡很安靜，沒有人討論孩子生病的事情，再說每天幾乎都和這些孩子見面，他們個個活蹦亂跳的，沒有一點兒生病的樣子……。

②輪狀病毒的傳播途徑主要透過人傳人，經「糞－口」或「口－口」傳播，也可能透過水源污染或呼吸道傳播。可能是孩子吃了什麼不乾淨的東西。

妻子聽我這樣分析，有些內疚，說孩子只要在身邊，肯定不會讓她亂吃東西的，除非自己做飯，或者打掃衛生的時候，她可能偷偷吃了不乾淨的東西？

③易感人群。普通的輪狀病毒主要侵犯嬰幼兒，一般以九～十二個月之間的嬰幼兒發病率為最高，而閨女年齡正好在這個年齡段附近，感染輪狀病毒是完全有可能的。

妻子聽我囉唆了這麼多依然沒有給出解決孩子病症的方法，著急了，衝著我喊道：「到底怎麼治療，囉唆這麼多有什麼用？」

我說：「需要血液常規檢查和常規糞便檢驗，還得做輪狀病毒檢測……。」

我還沒有說完，妻子就抱起孩子往外走。

家裡檢測不了，只能去醫院檢測。

剛巧，急症兒科值班的人是我的朋友，我趕緊將我的判斷與她交流了一下，她表示認可，便給女兒彤彤開了血液常規檢查和常規糞便檢驗，還有輪狀病毒的檢測。

女兒正在心煩氣躁，哭哭鬧鬧，現在要抽血更是大聲哭喊起來，最終在妻子的安撫之下完成了抽血，想採大便，可是女兒沒有一點大便的意思，最終只好先驗血。

大概等了十多分鐘化驗結果出來了，白血球不高，各項指標基本正常。

我和妻子都鬆了一口氣。此刻，喧鬧累了的女兒在妻子的懷中睡著了。

由於女兒沒有大便，更進一步的檢查無法做，繼續在這裡等下去也不是辦法，最終我和醫生商量給女兒開了一些兒童補液鹽，還開了一些退燒的藥物，然後回家，等孩子大便了，再拿來檢測。

從醫院到家的路上，孩子很安靜，一直在睡覺。可當進門的時候，她突然醒來，大聲哭鬧，怎麼安慰也沒有效果……。

就在此刻，一股濃濃的臭味撲面而來，妻子扒開尿布，女兒又拉稀了。我就像收藏寶藏似地用醫院給的盒子接了一些大便。擦完屁股之後，女兒突然不哭了，在妻子的懷中睡著了。

我端著女兒的大便飛奔下樓去醫院……。

世界上每個五歲左右的小孩幾乎都曾至少感染過一次輪狀病毒。每一次感染後人體免疫力會逐漸增強，後續感染的影響就會減輕。

小孩子折騰起來確實有些累人，然而，確立診斷是最重要的，可以有的放矢。所以，發熱吃什麼藥的提問就太小兒科了，轉變這個觀點對於家長們太重要了。

知道了什麼原因，我們會心中有數，很多時候是不需要做處理的。

半個小時後，醫生檢查結果出來了：快速輪狀病毒檢測是陽性！

常規糞便檢驗的其他項目都是正常，有一些黏液。

結合發熱、腹瀉、血液常規檢查及常規糞便檢驗和特異性檢測，我女兒的疾病得到了明確診斷。前後分析，應該是屬於兒童輪狀病毒腸胃炎。

這個疾病潛伏期一～三天。六～二十四個月的小兒症狀重，而較大兒童或成年人多為輕型或亞臨床感染。我閨女是十九個月，起病急，先吐後瀉，伴隨輕中度發熱。腹瀉每日十～數十次不等，大便多為水樣，或呈黃綠色稀便，這正是我女兒的症狀，目前每天大便八～十次，每次味道都很重。

治療孩子發熱腹瀉要有耐心

診斷有了結果，我懸著的心終於放下了。我打算給妻子打電話彙報一下好消息，又擔心將女兒吵醒，最終沒有打電話，拿著化驗結果急匆匆往家趕。

當我將這個結果告訴妻子的時候，她的心情依舊不好，在她看來女兒病情仍然很嚴重。

去醫院來回折騰，再加上心理緊張，此刻懸著的心突然放下來，一陣睏意襲來，我斜躺在床邊。雖然很睏，但內心依然有些緊張。不由得伸手摸摸女兒的腦袋，感覺很燙，我給她測了一下體溫，攝氏三九．八度，超過了攝氏三九度，於是我給孩子餵了一些退燒藥，按照她的年齡段用了４mL。還在腦門上貼了退熱貼，希望盡快將溫度降下來。

目前最需要注意的就是防止溫度過高，避免脫水。這就需要我們給孩子不斷量體溫，不讓孩子的體溫超過攝氏三九度。其實，小朋友發熱到攝氏四一度的也不少。

第二天上午，女兒又拉稀好幾次，依然很臭，體溫測了好幾次，一直在攝氏三九．七度左右徘徊，慶幸的是孩子情緒還算好，沒有哭鬧……。

妻子反覆徵求我的意見，問要不要趕緊送到醫院輸液。

孩子的體溫已經超過我心中的底線攝氏三九度，此刻我內心也有些糾結，要不透過其他管道來給孩子降溫？何況孩子明顯瘦了不少，我也很心疼啊！

就在我糾結的時候，給女兒看診的醫生朋友打來電話，她詢問了女兒的一些情況便安慰我說，只要孩子有尿就沒有問題，這種病一般持續七天才能好，即便住院和輸液也未必能夠立馬好，與其這樣不如在家好好照顧孩子。

醫生朋友的話此刻給了我最大的安慰。我決定按照兒科醫生的叮囑來照顧女兒。

到了晚上，女兒一共拉了七、八次，白天溫度持續在攝氏三八．七度，到了晚上溫度又上升到攝氏三九．三度，不得不再次服用退燒藥。

接下來的日子可以用度日如年來形容，妻子很煩躁，雖然我表面很鎮定，但內心何嘗不焦慮呢？看到女兒發燒不退，眼見消瘦，我心如刀絞，但這一切我不能表現出來，內心深處祈禱著第七日能夠快快到來，這樣女兒就可以康復了。

女兒依舊白天體溫稍微正常一點，晚上體溫再次升高。進食量也少了很多，為了補充能量，我給她榨柳橙汁，煮蘋果水。

終於來到第六天的早晨。剛一起床我給她測了體溫，體溫是攝氏三八．五度，女兒似乎有精神了不少，下床找自已的玩具，雖然步伐有些蹣跚，拉了三次，明顯比前幾天少了很多，大便有些發黃，開始成形，這都是好的徵兆。我很高興，同時我又擔心晚上她體溫再次升高。

晚上，女兒第一次主動要吃麵包，吃完麵包喝了一些柳橙汁就睡著了。我擔心她溫度升高，半夜起床測了三次體溫。第一次量體溫在深夜一點左右，溫度是攝氏三八．六度；第二次測體溫在三點左右，溫度是攝氏三八．三度；第三次測體溫在早上六點，溫度是攝氏三七．八度。看著女兒體溫逐漸正常，從未有過的睏意向我襲來，我不知不覺睡著了。

第二天早晨，也就是女兒生病的第七天，我一覺醒來已經是上午十點了，女兒似乎起床很早，一個人在床上玩，我伸手摸摸她的額頭，溫度正常，我還不放心用溫度計測了一下，攝氏三七．五度……。

我和妻子的心終於放下了。

作為醫生，有時候給別人看病的時候面臨很多抉擇，給自己家孩子看病也是如此。作為普通家長，面對這種問題的時候一是要聽醫生的，二是要冷靜。最可怕的是很多家長沒有聽取醫生的建議，病急亂投醫，反而害了孩子。

我的這番經歷，相信不少家長能夠從中體會到我表面的波瀾不驚和內心的波濤洶湧。最終理性戰勝了我的衝動，孩子恢復了健康。

我在這裡也給大家一個處方，如果您的孩子出現這種情況可以服用一下。

抗病毒方

金銀花15g　蒲公英15g　連翹12g
菊花12g　紫蘇梗10g　陳皮10g

按照上面處方煮水，再加冰糖適量，代茶飲，有助於清除病毒，以及調節電解質。

04 緊張情緒，讓你的腸道「打結」了

也許是社區的居民都知道我是醫生的緣故吧，只要在社區遇見我，聊天不過兩、三句就扯到與病情有關的事情上。我每次都耐心地幫他們分析，並且給出建議。

你的情緒決定著你的腸胃

有一天休息，想下樓活動活動，剛走出樓梯口就遇到了賈嬸，她很遠看到我就衝著我喊：「李大夫，李大夫，等一下！」

我停止了腳步，賈嬸氣喘吁吁地跑到我跟前說：「李大夫，你說這可怎麼辦呢？愁死我了！」

我問：「不著急，您說怎麼回事。」

賈嬸說：「我家小楊今年參加大考，之前的成績一直挺不錯的，我們全家希望她能夠考上名牌大學，可是一個月前的一次模擬考試，成績極不理想，對她打擊很大，她整天茶不思飯不想，學習似乎沒有一點兒動力了。眼看馬上要大考了，這樣下去怎

麼了得啊！」

我安慰道：「距離大考還有一段時間，一切還來得及，再說她平時基礎好，迎頭趕上不是問題，關鍵是您別給她太大壓力！」

「哎！我就擔心給她壓力，沒有批評她一句，給她做好吃的，買好看的衣服。但是我發現，她最近開始老愛打嗝，也餓得快，但是一吃就飽了，肚子總是鼓鼓的，還咕嚕咕嚕的，就像滿肚子水似的，其實也沒有喝多少水啊。您是大夫，您幫我判斷判斷，看到底是怎麼回事。」

憑著醫生的直覺我問：「她消化功能怎麼樣？」

賈嬸說：「她從小胃就不好，無論有吃飯沒吃飯都像吃撐了一樣，經常出現嘔吐症狀。我擔心這樣影響到大考，便給她買了不少健胃消食的藥物，藥吃了也沒看到有明顯的效果。每天三頓飯我盡量給她做得有營養，可是她每次都吃一丁點！哎！」

我又問：「小楊大便正常嗎？」

賈嬸說：「這個我沒有好意思問。不過她上個廁所時間很長，大便特別臭，還黏馬桶，得反覆沖很多次，為此我沒有少說她，這不是浪費水嗎？對了，有幾次我還看到了沒有消化的菜葉子……。」

「小楊自己本身面臨大考壓力就大，如果您再給她壓力的話，是誰都受不了！」

「哎！」賈嬸歎呼吸道：「我沒有給她任何壓力，什麼事都順著她，可是她反而就像吃了炸藥一樣，時不時衝我發火！」

透過我與賈嬸的簡單溝通，我覺得小楊可能是消化不良。

消化有兩種方式，一種是物理變化，一種是化學變化。物理變化就是消化道的肌肉運動把食物磨碎，幫助消化，而化學變化就是透過身體內消化腺分泌各種消化液，分解食物成為人體需要的成分，進入血液，被逐漸吸收，補充身體的營養。

消化道的平滑肌維持著物理作用，這是人類身體不斷發展的需求和變化，規律的飲食和生活，是消化道正常物理運動的保證。如果飲食不規律，或者食用刺激性強的食物，就會引起消化道平滑肌的紊亂，導致胃腸動力不足或者胃酸過度分泌，也容易遭受幽門螺旋桿菌的侵襲。這些都可能導致消化功能減弱，從而引起消化不良。

消化不良可按照疾病的原因分為——**器質性消化不良**和**功能性消化不良**。導致器質性消化不良的原因最多的是消化性潰瘍和胃食道逆流，還有消化系統的腫瘤等惡性疾病，也包括慢性腎功能不全、充血性心臟衰竭，治療器質性消化不良，主要是針對原發疾病，也就是說，當我們把潰瘍搞定了，消化不良自然就好了。

功能性消化不良，就是沒有這些疾病，卻出現了上述的症狀。根據大陸最新的臨床診療指南提醒，一般是五個方面的原因：

①胃動力不足，胃腸沒力氣運轉。

②胃腸敏感，別人吃得再多沒事，患者吃了一點就覺得飽脹。
③胃酸分泌過多。
④幽門螺旋桿菌感染。
⑤精神因素。

大約一半的功能性消化不良患者都有焦慮抑鬱及恐懼緊張的情緒。歸結一下，這五個原因，分為兩類，一類是身體的原因，往往是飲食不規律；另一類是精神原因。

功能性消化不良，這個診斷就表明，疾病處於發展的初級階段，完全沒有擔心的必要，就像感冒發生在健康的年輕人身上，絕大部分都可以不治而癒。可並不是所有的患者都能認識到這一點，每個人耐受不同，就會出現不同的反應，本來是很輕的疾病，自己卻認為很重，這時候的他就會顧慮重重。他接收的資訊很重要，接收的方式更重要。鋪天蓋地的虛假廣告，唬弄患者，緊緊抓住患者焦慮的心理，順著疾病的症狀，把可能性誇大，然後收網。往往患者被騙了錢，吃了不必要的藥物還很高興。這種行銷手段大行其道，由此可見，向廣大民眾科學地解釋醫學知識，提高他們的醫學素養，才是我們應該不遺餘力做的事情。

消化道主要接受副交感神經和交感神經的支配。副交感神經主要是迷走神經，這是胃腸動力的正能量，可以釋放乙醯膽鹼類神經傳導物質，促進消化道的運動，促進消化液的分泌。而交感神經是「扮黑臉」的，它的作用是抑制胃腸運動。但交感神經在心臟的作用正好相反，所以，交感神經興奮，帶動心臟興奮的時候，胃腸就會受到抑制。情緒緊張焦慮往往使交感神經興奮，它不斷地抑制消化道的物理運動和化學分泌，導致消化不良的出現。按照中醫的理論來說，就是「思則傷脾」，想得太多、反應太快，肯定會損傷脾胃的運化作用而出現消化不良。

我給賈嬸分析完畢，賈嬸似乎更著急了：「李大夫，到底該怎麼治療？」

我說：「第一，一定要規律飲食。」

「規律飲食？我覺得我每次都很規律地給她做飯啊？難道我的規律不是您所說的規律？」

我說：「所謂規律飲食，就是一日三餐，定時定點吃，不要飽一頓饑一頓，更不能暴飲暴食！」

賈嬸遲疑了一下說：「我每天都是在她上學和放學固定的時間做飯給她吃，她飯量一直很小，好像也不存在暴飲暴食，更不存在飽一頓饑一頓啊！」

我說：「一般早餐應該在八點前吃，早餐是最關鍵的一頓飯，必須讓孩子吃得飽飽的。如果將每一頓飯以十分計算，早餐就得吃九分飽，如果能夠達到十分飽更好了；午餐最好在下午一點前吃，我們依然以十分計算，那麼午餐只要吃七分飽就可以了；晚餐最好在傍晚七點之前吃，只要吃六分飽就可以了……關鍵是每一頓飯要有豐富的營養，不在量大，而在精緻。」

我不知道賈嬸是否真的聽懂了，只見她不斷地點頭！

「第二，一定要注意飲食搭配和烹飪方式。」我接著說。

「哪些東西不能吃？」賈嬸追著問。

「油炸的食品，比如：油條、油餅、炸雞等都盡量少吃！」

賈嬸擔心打斷我，點頭表示自己聽明白了。

「第三，多鍛鍊身體。孩子本身學習壓力很大，如果沒有一個好身體，怎麼能夠支撐起學習的壓力呢？當然，我不鼓勵大幅度的身體鍛鍊，可以散散步、慢跑，或者將學校的廣播體操做一做也是可以的，總之要動起來。這不僅能夠增強體質，也能夠減輕腦力壓力，促進學習成績提升……。」

「還有嗎？」我還沒有說完，賈嬸催著我了。

「第四，就是保持愉悅的心情。要想讓小楊心情愉悅，那麼你們夫妻兩人就要有和諧的關係，不要在孩子面前吵架，也不要給孩子太大的壓力。高三是極為敏感的時刻，可能你的無心之舉，她會覺得是在針對她。如果有時間多陪陪孩子，不僅陪著學習，更應該抽空出去散散心，這樣孩子的心情就能夠好很多！」

「還有嗎？」賈嬸問。

我說：「大概就是這些了，小楊這個也不是什麼大問題，你們夫妻倆也別壓力太大哦！」

「不會的，不會的！」

賈嬸給我說了一大堆感謝的話，然後，提著一袋子為女兒採購的食物上了樓。

切記：哪裡有病就得看哪裡

最近我們科室接手了一個國家基本中成藥的臨床試驗，是一項上市後再評價的研究，專門針對功能性消化不良的患者。在篩選的名單裡，我看到了小楊的名字，於是我把她的資料調出來看了一下。

我有必要在這裡科學地解釋一下這個試驗。為了確保老百姓用藥安全和有效，並且研發新的診療手段來應對各種疾病，大陸專門設立了食品藥品監督管理總局，總局組織專家對一些有實力的大型三級甲等醫院進行認證，通過認證的醫院授予「國家藥物臨床試驗機構」的許可權。通過這個評審之後的醫院，可以接手臨床試驗。

臨床試驗是由申辦者，一般是藥物的研發企業發起，由多家大型醫院的藥物臨床試驗機構協同進行，試驗的目的就是驗證藥物是否安全有效。

臨床試驗一共分為兩個大階段，第一階段是動物試驗，通過各種現代儀器來檢測有效成分，並在動物身上驗證。而第二大階段為人體試驗，人體試驗共分為四個小階段，第一階段叫作I期，是在正常人人體上進行耐受性的研究；第二階段為II期，稱為探索性研究，探索療程和劑量；第三階段為III期，是驗證性試驗，要確定藥物的安全性和有效性；第四階段是上市後再評價，就是已經拿到國家的批號生產銷售以後，繼續監測並做進一步的研究。

藥物的研究和上市是一個龐大的工程，但為了研發安全有效的新藥，這是一個必然的過程。也有專門的組織來管理這件複雜的事情。這個組織被稱為GCP中心，這是從國外引進的一個名詞，全稱是Good Clinical Practice，即最好的臨床實踐。

為了保護研究中的受試者，也就是患者的利益，研究的方案必須經過倫理委員會的審核，而倫理委員會的成員除了醫學專家，還有倫理專家、律師，以及完全不懂醫學的人員。

在進入研究之前，醫病雙方需要簽署知情同意書，就是醫病雙方要明確這個試驗可能的獲益與風險，患者知情，並且認可簽字，方可以進入研究，同時保護受試者的權益，受試者可以隨時退出而不受任何的約束。

我們科接手的這個研究屬於上市後再評價，也就是已經通過了人體試驗前面的三個階段，這個藥物是正常生產和銷售使用的藥品。

臨床試驗對於疾病的診斷非常的嚴格，因為屬於科學研究的範疇，只有明確了診斷的患者，才有研究和驗證藥物功效的意義。臨床試驗的目的是針對這種疾病進行研究，要保證進入研究的患者的確患有這個疾病。

我們採用的是隨機雙盲對照試驗，這是國際用來判定和檢驗臨床療效的金標準。消化不良患者是一個群體，我們要讓所有的消化不良患者有均等的機會進入這個研究，而進入研究的患者有均等的機會進入中藥或者西藥組。對於不同的藥物，使用事先編碼的表格進行分配隱藏，並做出模擬劑，也就是從外觀、氣味等來看都是一模一樣的，進行臨床療效的觀察，不僅患者不知道，醫生也不知道，為的是更好地避免人為干預和內心好惡產生的選擇性偏倚和實施偏移。當然，為了保護患者，我們事先設計好緊急解盲的程式來預防應對突發的不良事件。整個設計符合GCP嚴謹的管理，所以我們也不知道小楊究竟在哪個組接受治療，是西藥還是中藥，只有到了試驗的最後資料鎖定，要進行兩種藥物的比較時，兩次解盲後我們才能知道。但是不管怎樣，對於診斷明確的功能性消化不良，只要患者配合，無論接受哪種治療，都可以順利恢復健康。我們選用的西藥是陽性對照組，也就是當今世界公認有效的治療功能性消化不良的西藥。

看到小楊的病歷本，我就明白了，前些日子，給她做的診斷是正確的。

打開病歷，裡面夾著小楊的胃鏡及病理圖片。

胃鏡顯示——食道、賁門、胃竇、胃底、胃角、胃體、幽門、球部，只有部分黏膜皺襞輕度水腫，少見紅斑，未發現出血點，取了竇小彎和胃底送病理。病理未見到明顯的異常，少許輕度慢性發炎。同時幽門螺旋桿菌的檢測結果是陰性，說明沒有被感染。

從胃鏡和病理來看，基本排除了器質性消化不良，和我當時推測的一樣。診斷為功能性消化不良幾乎是板上釘釘的。所以，我的同事老宋在給她做胃鏡的時候，就把她招募入組了。

臨床試驗的研究病歷記載得特別詳細，根據這些情況，可以準確看到小楊的症狀：餐後飽脹，早飽感，上腹痛，上腹燒灼感。在這四項後面都打了對鉤，表明小楊這些症狀都具備，而這四項就是國際羅馬標準（世界上公認的消化不良的診斷標準）中功能性消化不良的典型症狀。同時診斷要求排除器質性的消化不良，這一點在做胃鏡和病理時被排除。

如果再深入細分，功能性消化不良可以分為餐後不適症候群和上腹痛症候群。兩者主要的不同就在於有沒有燒痛感，小楊是以餐後不適症候群為主的，主要是飽脹感，進餐後的腹脹排氣。

全方位配合才能治癒消化不良

小楊已經接受我們醫院嚴格的科學方法臨床試驗的治療了，無論是西醫還是中醫，這一切都是標準化的。

那天我還遇到了小楊和賈嬸，感覺小楊的氣色變好了。

「李大夫，謝謝你和宋大夫，現在我感覺好多了。你說我究竟吃中藥還是西藥呢？我想吃中藥。」

「我也不知道啊，只有最後解盲才能知道。我看你氣色不錯了，所以別糾結，這兩種藥物都是不錯的。最近吃飯情況怎麼樣？」

「挺好的，我按照說明吃了這種試驗藥，胃口好多了。」

「那就好，另外，藥物治療是一個方面，在藥物治療之前，我記得跟你媽媽說過，要規律飲食。」

「我媽現在做飯嚴格按照您的建議執行，嚴格按時做飯要我按時吃飯，還拉著我堅持體育鍛鍊。」

「太好了，做好這些你的疾病就能好三〇%左右，再加上吃藥就好得差不多了。對了，最近學習壓力大不大？」

「學習壓力還是挺大的。我感覺學習有壓力的時候就容易不舒服。」

「情緒因素占功能性消化不良病因的五〇%，所以，還是很重要的。你的成績一直不錯，不用太擔心的。要知道大考拚的不僅僅是學習成績，還有心態和健康的體魄。能從容應對大考的關鍵是你的自信，也是不斷養成的習慣。」

「我現在感覺好多了。您不僅是身體的醫生，還是心靈的導師啊。」

「身心其實是一體的，對於功能性消化不良的診療，是從這兩個方面入手的。心理調節占據五〇％，而身體調節從生活習慣開始，占二五％，這兩方面解決了，就從根本上遏制了病根。從用藥來看，主要有這幾類：抗酸及制酸劑、胃動力藥、助消化藥物，以及健脾理氣的中藥。對於你來說，泛酸胃灼熱不明顯，所以不用制酸劑或者抗酸藥。而中醫的健脾理氣大致對應了胃腸動力及助消化藥的功效。所以你參加的臨床試驗，無論是中藥組還是西藥組，都可以對症治療你的疾病。這樣一來，你很快就恢復啦！」

「太感謝你啦，李大夫，鄰居這麼多年，你真是我們的健康守護神。」賈嬸非常高興。

「賈嬸這麼說就見外了，其實健康是在自己手中的，醫生的職責就是你在奔向健康的道路上指引你一下。主要的路是靠自己的。對不對小楊？」

小楊趕緊說：「謝謝您的健康指導，在您的指導下，我知道了健康規律生活和飲食的重要性，也逐漸讓我的心態好了起來。」

「是啊，改變這些，疾病就會好起來，潛移默化的心理按摩，也會帶來精神的慰藉和對緊張情緒的疏導，這些關鍵因素是我們自己。」

賈嬸追問道：「那你說小楊還需要有什麼忌口的嗎？」

其實，對於消化疾病來說，人吃五穀雜糧，最好的就是酸苦甘辛鹹，什麼都吃，營養均衡最健康。

如果這也不吃，那也不吃，最終的結果是，什麼也不能吃，吃什麼都不舒服。因為用進廢退，不用的東西，遲早要退化。總是不吃一種東西，相關的消化酶就會減少。消化酶逐漸的退化，就會帶來更多的問題。

我們應該摒棄不良的飲食習慣，包括吸菸、大量飲酒、吃過度刺激的食物，以及經常在外飲食、飲食不規律等。除此之外，別無忌口，只要是應季的天然的食物，傳統的做法，都是可以正常飲食的。越自然越健康，而且，不能刻意地關注飲食偏好，達到自然的平衡最重要。

消化內科的醫生，職責還在於把患者變成美食家，讓患者從疾病中解脫出來，享受美食，特別是享受健康的美食。除了一部分的藥物治療，患者更多的是要瞭解自身，轉變理念，從小的細節做起，規律飲食，清淡自然，養成良好的飲食習慣。

「李大夫，我徹底明白了。感謝，非常感謝！」賈嬸說。

05 根源在哪裡，就從哪裡治療

自從之前治療好了小萬同學的消化不良，她班級的同學在家長的帶領下都找我來看病。一時間，我的門診快變成兒科門診了。

事情是這樣的，小萬同學消化不良，自從喝了一個月我給她開的處方湯藥後，小萬從不愛吃飯、瘦瘦小小，變得喜歡吃飯，皮膚也紅潤起來，小萬的媽媽很開心，並在家長群講述了她女兒在我這裡吃湯藥的經歷。於是乎，嘩啦一下子，小萬班級來了好多小朋友找我看病，這使我應接不暇。

小萬的媽媽吳大姐，非常熱心，為來就醫的其他媽媽指點了不少掛號的方法和途徑，讓大家省時又省力。殊不知，這種熱心的性格背後，有著健康的隱患，尤其作為小朋友的家長來說，是健康無形的殺手。

我還記得吳大姐第一次來的時候的場景，小萬坐在桌子前面，欲言又止，每說一句話，就被吳大姐接了過去，美其名曰：「我怕她說不清楚，你看這個大便的情況，她就沒說到。」吳大姐喋喋不休地說個不停，我只好等她機關槍掃射完畢，再溫馨提醒，請小萬自己講講。

父母控制欲越強，小孩可能越消化不良

其實這樣的情景，是我門診經常見到的，我們經常感受到家長愛之深，關之切，但是關切的效果可能適得其反。

所以，我的結論是：有時，父母親控制欲越強，干涉得越多，小朋友消化不良的情況可能越嚴重。

這是為什麼呢？這牽涉到家庭教育的問題，愛的方式出現誤差，對孩子關注度過高，導致孩子極為敏感，而孩子越敏感，則越會誇大胃腸症狀，這給醫生的診斷帶來了一定的難度。

本來只有一點症狀卻被誇大，不得不把身體各部位都檢查一遍，不僅把焦慮傳遞給身邊的人，而且焦慮的心理狀態會促使胃腸疾病的發展，於是形成了惡性循環。時間和精力，都花在本不嚴重的症狀上來，就容易導致延誤真正病症的治療。

形成這個疾病的根本原因在於家長，尤其是母親的控制欲太強和對孩子的關注度過高。如果不改變這種局面，孩子的消化不良很難透過藥物治療取得最佳效果。

這就類似於中醫五行的母病及子，母親的疾病影響到了孩子的健康。所以，從根源上說，治療孩子的疾病需要從家庭氛圍開始，減少父母的過度關注，正確地愛孩

子，建立平等的關係，以降敏治療為主。

我每次給患者一家人講這個道理，大部分都會從醫病共構的角度去講，這樣容易達成共識，甚至有患者朋友問我：「李大夫，你為什麼知道得這麼清楚呢？」

我告訴他們，因為我給太多這樣的患者小朋友看過病，這是根據具體情況，分析總結出來的經驗。

消化不良都是慣出來的毛病

孩童時代，我也有食慾不振、消化不良的症狀。

我很小的時候，總是病懨懨的樣子，半夜時常嘔吐，吃飯後也腹脹，說不清楚地難受。爸媽逢人就說，我兒子身體不好，脾胃虛弱，這個不能吃，那個吃了也不舒服……於是乎，我越來越不愛吃，越來越瘦。

直到後來，才感覺到，其實這是我父親、母親對我的溺愛，很多時候，我母親就做我喜歡吃的飯菜，我父親總是接過去我不想吃的剩飯，我也有時候跟他們發脾氣，除了學習，其他什麼也不幹，許多話也不想跟父母聊，想想當時也是有很多不對的地方。這樣形成了一定的思維慣性，導致消化不良的加重。

後來我逐漸認識到這些不足，真正好起來還是從我讀大學開始。尤其在軍訓和去非洲工作之後，我離開父母親很長一段時間，獨立生活，不藏在「溫室」裡的生活歷練才算是真正治癒了我。因為，不再有人天天提醒你關注這些症狀，也不再有人天天順著你、慣著你，生活獨立，有助於根治我的疾病。

當年我特別喜歡鄭智化的兩首歌《水手》和《星星點燈》，因為這兩首歌非常勵志。「星星點燈，照亮我的前程，用一點光，溫暖孩子的心……。」

當然，我不是說放養就對孩子更好，而是要有一個限度，在孩子成長的過程中，讓他有一些擔當責任，經歷一些挫折感，反而能夠使他更好地融入社會……。

應對青少年消化不良策略

儘管我自己現在是名醫生，但是曾經也是個患者，身兼醫病兩個角色，既有理論又有切身感受。下面整理一下青少年消化不良的根源和應對、預防措施。

根源：

①青少年的消化不良大部分都是父母惹的禍，與平時的教育息息相關。
②父母控制欲太強和關注度太高是消化問題加重的原因。
③不良的生活習慣也是形成消化不良的主要原因之一。

應對：

①鍛鍊孩子獨立生活的能力，家長降低對子女的控制，減少溺愛是解決青少年消化

不良的根本措施。

②神經大條，降敏治療是首選的治療方法。

③在調理飲食和運動基礎上，可以考慮湯藥和成藥的治療。

④常用方劑：參苓白朮散、六君子湯、枳朮丸。考慮湯藥和成藥。

預防：

①和自己的孩子平等相處，建立正常的家庭關係和秩序。

②建立良好的生活習慣，合理運動。

③保持獨立的性格和生活，是可以預防和治療青少年消化不良的有效手段。

具體步驟：

第一步：家長要把孩子當作朋友，跟他們交心，而不是高高在上。

第二步：共同閱讀一本書，一同探討書中人物的命運。

第三步：一起玩一個孩子們喜歡的電腦遊戲，沉浸其中。

第四步：一起做個家庭成員都能參與的體育活動，出汗四十五分鐘。

第五步：按照「青少年健脾養胃方」服飲兩週。

青少年健脾養胃方

太子參15g 桔梗10g 陳皮10g 生山楂10g
菊花10g 紫蘇梗10g（鮮的更佳）
薄荷6g（鮮的更佳）

加冰糖適量，水煮後代茶飲。

其中太子參是君藥，最主要的是可以健脾益氣，提供胃腸恢復動力的主要能源；桔梗、陳皮是臣藥，以理氣為主，讓胃腸氣機流動起來；生山楂、紫蘇梗為佐藥，輔佐陳皮、桔梗，有開胃消食的作用；而薄荷、菊花為使藥，是這個方子中「跑腿」的，調和各藥物的味道，有聯絡溝通和疏通的作用。

但凡青少年消化不良，都可以使用「青少年健脾養胃方」，再按照我所說的步驟執行，一般兩週就能收到很好的效果，一定會健康陽光每一天。

青少年也有食積的問題

如果青少年食積了怎麼辦？

這是我經常被問到的問題。

夢夢是個楚楚動人的女孩子，為了保持曼妙身材，自己嚴格控制飲食。

我跟她說：「你的身材已經很讚了，不要減肥了！」

她卻一臉的無辜，說：「李大夫，我沒有減肥，我總是食積，吃不進去飯呀！」

記得很小的時候，我母親經常說我食積。我一開始沒太理解，心裡想，到底什麼是食積？後來在幾次生病中有了深刻的體會——食積就是一種潛在的危險，是消化不良、腸胃炎的前兆。

這個疾病就像走到了岔路口，如果能夠透過運動消化掉食積，那麼身體就恢復健康了。如果沒有消化掉食積，就會走向另一端，腸胃炎發作，上吐下瀉，或者消化不良，不思飲食。

記得《紅樓夢》中有一個章節，特別描述了飯後散步的重要性，裡面就寫了防止食積的方法。

夢夢食積的表現為——胃鏡、大腸鏡沒有異常，但她總是隔一段時間，不思飲食，舌苔厚膩，吃飯不香，由於吃的不多，所以急性腸胃炎發作倒是很少。

夢夢很苦惱地說：「肚子總是感覺鼓鼓的、脹脹的，李大夫，我這怎麼辦呢？」

其實，對於食積的治療方法自古有之。

經典的方劑就是**保和丸**，或者**加味保和丸**，是專門針對胃腸食積的一個很緩和且安全有效的方劑。

根據多年的臨床經驗，我把這個方劑進行了補充，可以稱之為食積方：

食積方

太子參15g　茯苓15g　炒白朮15g　山藥10g
神麯10g　焦山楂10g　法半夏6g　陳皮10g
枳殼10g　大腹皮10g　草豆蔻6g　厚朴10g
藿香10g　佩蘭10g　紫蘇梗10g　炙甘草6g

七劑飲片或者顆粒劑為一個療程。

這裡面包含了**保和丸**，就是一個經數百年驗證的經典方劑，它是一個經典組合。太子參、茯苓、炒白朮、山藥、陳皮，發揮著健脾理氣的作用；而神麯、焦山楂具有直接消食的作用；藿香、佩蘭可化濕理氣，共同發揮消食、健脾、理氣的作用。

七劑飲片或者顆粒劑為一個療程，一般由一～二個療程就會好起來。

這裡面當然更重要的是「食積三法」：

①清淡飲食，不能重口味，不吃油膩的、黏糯的，例如：粽子、元宵等。

②可以考慮一週辟穀一天，就是認真吃早飯，午飯、晚飯少吃一點，一週一次，來個兩週。

③揉腹和運動。揉腹的方法，圍繞肚臍揉，可以順時針三十圈，也可以逆時針三十圈。當然，這個沒有嚴格的次數限制，只要自己揉著舒服就好；而運動，就是每週三次，每次出汗達到三十分鐘以上。

其實，只要你做到後面的「食積三法」，估計都用不到「食積方」。

夢夢認真地點點頭。

後來，看到她在朋友圈揮汗如雨地打卡，我很開心地為她點讚。根據後面的回饋，我欣喜地發現，夢夢的食積次數越來越少了。我覺得，醫病共構的方式，讓這份健康恢復得更徹底了。

其實，食積算不上大病，卻困擾著很多人，發病率還不低。醫病共構，讓健康的習慣更好地養成，是我們共同努力的方向。

跋

醫病共構的路在我們腳下

熙熙攘攘的門診大廳逐漸冷清，行走在醫院過道，有恍如隔世的感覺，因為來的時候，我還是擁擠著進來的，看見候診區域全都是人，大家行色匆匆，但是井然有序，忙著掛號、看病、檢查。夕陽西下，一抬頭，感覺冷清了很多。

喘了口氣，然後習慣性地打開「好大夫在線」，忽然看到的一個線上求助，讓我頓時不冷靜了……。

大夫，救救我吧，我懷孕了。我的胃一直不好，做完胃鏡之後，還沒來得及去治療，就發現懷孕了，你看，我的胃鏡單在下面，我是有萎縮和腸化的，會不會有危險？我已經約了明天的人工流產手術，我不能再耽誤我的病情了。

看著滿螢幕的文字，我能想像到，一個焦急的女子正在拉著我的胳膊，請我再幫她決策。看到她已經約好明天的人工流產手術，我的內心咯噔一下，像被揪了起來。

我仔細分析了她的情況，從她描述的疾病症狀，到胃鏡病理的報告，以及言語間表達出來的焦灼。我在好大夫在線上這樣回覆她。

「小美，你這個情況並不嚴重，不必擔心。萎縮腸化很小，不會馬上轉變成胃癌，而且位置也是最輕的一種，在胃竇，就是有點磨損，和你生寶寶沒有關係。你可以正常孕育胎兒。」

但是很快，小美就回覆了：「李大夫，我已經確認了明天的手術，謝謝你，我還是安心治療胃病吧。」

看到這，我心頭一沉，繼續跟她交流，跟她講述：「你的症狀，其實和胃炎關係不大，是你的糾結和內心敏感導致的。」

小美說：「李大夫，你說得太對了，等我做了人工流產之後，找你去調理脾胃。」

門診後走廊的燈關了，室內的黑暗猶如我的心情。外面也下起了雨，淅淅瀝瀝，擊打在窗花上，一陣寒風吹進來，我打了一個哆嗦。

我糾結著，這是患者自己的選擇，為什麼要干涉人家的想法呢？可是，如果懷孕了，就要珍惜上天的賜予，於是我又鄭重地給她回了一句話：請給我打個電話吧，138××××××××。

然而，發送之前，我還是猶豫了。

近些年的醫病衝突和矛盾，讓每個大夫都謹小慎微，這是十分殘酷的現實，不敢擔當風險和患者共同決策，醫生更傾向於保全自己。我曾經也在診療中受到不少患者質疑——吃了你的藥，就開始腹瀉了，怎麼還不好？

所以，我不得重新不思考小美的情況，她這麼糾結、敏感，萬一懷孕的寶寶有問題，那我還不被她糾纏上了？她會說：「你看，李大夫，就是聽了你的話，我們要了這個孩子，現在怎麼辦？」

打開窗戶，一陣風吹進來，我任由雨水沖刷我的面龐。眼前的彩虹讓我驚豔了，因為深深的烏雲後面，有了一道陽光，而陽光的折射，形成了雨後的彩虹，我想，下雨還是暫時的，陽光總在風雨後。於是按下了發送的按鈕。很快地，小美給我撥來了電話。

她在那邊泣不成聲，感覺自己不是一個好母親，感謝我能把私人電話和通訊ＩＤ留給她，說我猶如一道彩虹，出現在她的風雨後。

此情此景，我也在看著窗外的彩虹，我對她說：「小美，我給你講個故事。」

ঙ ঙ ঙ

這個是萎縮性胃炎的故事。

小張的胃鏡報告顯示是萎縮性胃炎，她憂心忡忡，更加茶不思飯不想。「大夫，我的胃都萎縮了，東西都不消化，怎麼辦？」

我看著她的胃鏡報告和病理，問她：「你們公司多少人？」她眉頭一蹙：「六十多個吧。」我說：「今年有幾個退休的？」「三個辦理了退休。」「那你們公司還運轉嗎？」小張若有所思。

萎縮性胃炎就像胃腸中的一部分員工退休了，也許連一％的人都占不到，根本不影響整個胃腸的消化吸收，而糜爛是一小部分員工請假了，潰瘍是幾個員工辭職了，這些都不會影響腸胃這個公司的運轉，那一點萎縮，是不會對胃腸功能造成損傷的。

「你走在路上可能會被撞到嗎？」我接著問。

小張想了想：「嗯，會的，誰都有可能。」

「對呀，那你想想，你上了一萬次街，幾次被撞倒了呢？」

「從來沒有呢。」

「是的，小張，你看著我的眼睛，我問你，只要是你上街，你就有被撞的可能，對不對？」

小張眨眨眼：「嗯，有道理。」

我笑了：「這不就得了，只要你是胃癌前病變，就有胃癌的風險。從胃癌前病變到胃癌，這個機率，就和你上街被車撞的機率一樣。」

「如果說，總是聽到這裡發生車禍，那裡發生車禍，總是要擔心，那你就永遠別上街，就沒有風險啦。」

「同理，只要吃飯，就有被噎住、被噎死的可能，吃了米飯饅頭什麼的食物，都有導致得胃炎、胃癌的風險，我們以後就別吃飯了啦。你看行嗎？」

小張也笑了：「大夫你真幽默呀。」

我一本正經：「我說的是事實，只是換了說法。別擔心了！」

人走在街上都有被車撞的可能，在高速公路上開車發生車禍的風險會更高，但是就絕大多數情況來說，在高速公路上開車基本是安全的。風險處處都有，都有可能致命，看怎麼應對了。

慢性胃炎就是我們在大街上散步，萎縮性胃炎就是你在過馬路，胃癌前病變就是你開車上高速了，而熬夜、飲食不規律、吸菸飲酒就是你不遵守交通法規，隨便闖紅燈和變換車道。這都有可能遭遇事故，但機率不一樣。也許總闖紅燈，都沒有遇到交通事故，但回頭總結，遇到交通事故的，往往是闖紅燈的。

人生就是機率，好好珍惜。

ঙ ঙ ঙ

小美認真聽完了這個故事，說：「李大夫，謝謝你。」

然後鄭重地跟我說，明天不去人工流產了，要把孩子生下來。

我的眼淚也奪眶而出，聲音掩飾不了自己內心的波瀾。說實話，我內心很複雜，既有一些擔憂，似乎背負一個不定因素的枷鎖，又為自己勇於承諾決策而激動和鼓掌，也想起了過去我曾經做患者的時刻。

所以，最後我說：「謝謝你，小美，謝謝你信任我，願意聽我說。」

後來我們加了通訊軟體，我在替她提心吊膽中過了六個月，儘管還有一些小波瀾，比如小美的產前出血，以及消化道疾病的情況，讓我的心情起起伏伏。

也許是看出了我的擔憂，小美還寬慰我：「李大夫，我相信你，我們的決策不會錯，即使是有點問題，我也不怨你。」

當這句話出現在手機螢幕的時候，我內心也充滿感動、欣慰，不由得感慨——醫病信任，才是我們最美好的健康未來。

後來，有一天，收到小美和孩子的合影的時候，我差點跳起來，真的很開心。

一年以後，小美在我的藥物治療下，萎縮腸化也顯示消失了，她更開心了，說李大夫你就是神醫，萎縮腸化消失不容易。

我說，客觀地講，你就複檢了一次，還不能說肯定消失了。因為你本身就不嚴重，萎縮得很小，也許這次取病理沒有取到呢；第二就是因為年輕，自身條件好，在我的幫助下，實現了自我修復；第三，是我們配合好，你聽話，做到了身心調癒。

這是個醫病共同決策的故事。面對疾病，醫病在一起，彼此信任，才有可能戰勝共同的敵人。現實是殘酷的，即使密切配合，也有不能戰勝的可能，但是，只要在一起，共同迎敵，獲得健康的機會就會大大增加。醫病共構，就是我們恢復健康的終極密碼。

【NOTE】

國家圖書館出版品預行編目(CIP)資料

腸胃調整好，百病不上身：腸胃是判斷健康的重要指標，你的身體一有「風吹草動」，腸胃都知道！／李博著；陳旺全審定. -- 初版.-- 新北市：方舟文化出版：遠足文化事業股份有限公司發行, 2022.12
面；　公分. --（名醫圖解；28）

譯自：调好肠胃百病消
ISBN 978-626-7095-84-3(平裝)

1.CST：胃腸疾病　2.CST：保健常識

415.52　　111017682

名醫圖解　0028

腸胃調整好，百病不上身

腸胃是判斷健康的重要指標，你的身體一有「風吹草動」，腸胃都知道！

原 書 名　调好肠胃百病消

作　　者　李　博
審　　定　陳旺全
封面設計　張天薪
內文設計　莊恒蘭
編輯協力　林啟煜
主　　編　林雋昀
行銷主任　許文薰
總 編 輯　林淑雯

讀書共和國出版集團
社長　郭重興
發行人　曾大福
業務平臺總經理　李雪麗
業務平臺副總經理　李復民
實體通路協理　林詩富
網路暨海外通路協理　張鑫峰
特販通路協理　陳綺瑩
實體通路經理　陳志峰
印務部　江域平、黃禮賢、李孟儒

出 版 者　方舟文化／遠足文化事業股份有限公司
發　　行　遠足文化事業股份有限公司
231新北市新店區民權路108-2號9樓
電話：(02)2218-1417
傳真：(02)8667-1851
劃撥帳號：19504465　戶名：遠足文化事業股份有限公司
客服專線：0800-221-029　E-MAIL：service@bookrep.com.tw
網　　站　www.bookrep.com.tw
印　　製　東豪印刷事業有限公司　　電話：(02)8954-1275
法律顧問　華洋法律事務所　蘇文生律師
定　　價　380元
初版一刷　2022年12月

方舟文化官方網站　　方舟文化讀者回函